健康·智慧·生活丛书

全家人的营养书

陈勇 主编

编委会：

张海媛	李玉兰	刘 慧	张 伟	陈 勇
郝介甫	黄 辉	黄建朝	黄艳素	张海斌
刘波英	常丽娟	陈 涤	贾守琳	李红梅
刘力硕	杨丽娜	孟 坤	张 羿	曾剑如

中国纺织出版社

图书在版编目（CIP）数据

全家人的营养书 / 陈勇主编. — 北京：中国纺织出版社，
2016.8 （2024.1重印）

（健康·智慧·生活丛书）

ISBN 978-7-5180-2734-7

Ⅰ.①全… Ⅱ.①陈… Ⅲ.①饮食营养学—基本知识
Ⅳ.① R155.1

中国版本图书馆 CIP 数据核字（2016）第 135964 号

责任编辑：张天佐　　　　　责任印制：王艳丽

中国纺织出版社出版发行

地址：北京市朝阳区百子湾东里A407号楼　邮政编码：100124

邮购电话：010—67004422　传真：010—87155801

http://www.c-textilep.com

E-mail：faxing@c-textilep.com

中国纺织出版社天猫旗舰店

官方微博http://weibo.com/2119887771

北京兰星球彩色印刷有限公司　各地新华书店经销

2016年8月第1版　2024年1月第4次印刷

开本：710×1000　1/16　印张：13

字数：231千字　定价：39.80元

前　言

　　膳食、营养与人们的健康息息相关，合理、均衡的营养是健康的基础。随着生活水平的不断提高，人们对营养与健康的关系也日益重视起来，家庭餐桌上的食物种类越来越丰富，营养摄入和营养状况都得到了极大的改善。但是，仍有很多人并不知道如何利用饮食的营养来保障全家人的健康，以至于某些营养素缺乏或不足如缺铁性贫血、维生素A缺乏、缺钙等仍然存在。同时，也出现了新的问题，一些与营养密切相关的家庭常见病如肥胖、高血压、高脂血症、糖尿病、冠心病等的患病率逐年上升，严重威胁家人的健康。

　　基于此，我们必须提醒大家，在日常的饮食上，不要再仅仅满足于对"色、香、味、形"的追求，必须关注食材的营养和膳食的合理搭配。如何吃得健康？如何满足家人每天的营养所需？如何为家庭中的特殊人群安排适宜的膳食与营养……这些才是我们最应该关注的重点。而对这些问题进行科学、准确地解答，正是本书的精华所在。

　　可以说，本书就是有关家庭营养的全方位手册，它包含了你日常生活中想知道的简单、实用的营养知识，厨房常备食物的营养特点，均衡营养的膳食结构与家庭食谱设计方法，家庭中少儿、成人、老人、孕妇、产妇、乳母及病人的营养与膳食的指导。此外，书中还提供了在日常生活中容易被忽略、被误解的有关健康、烹饪、营养方面的各种小知识，帮助大家在日常的一日三餐中找到通向健康的捷径。

　　家人的健康就是我们的幸福，吃任何营养补充剂都不如从食物中摄取来的营养更健康、更可靠。希望这本《全家人的营养书》能成为健康的使者，给予您及家人科学、实用的健康指导，让全家人都能吃得营养，吃出健康。

目 录

第一章 营养——生命质量的决定者

营养 2

均衡营养 3

人体需要的营养素 4

营养素相互协同才能发挥均衡营养的作用 5

营养素认识的误区 9

第二章 人体必需的七大类营养素

蛋白质 12

脂类 14

碳水化合物 16

矿物质 18

维生素 22

水 27

膳食纤维 28

第三章 厨房常备食材的营养及配伍

谷物、薯类：提供能量 30

大米 30

小米 31

糯米 32

薏米 33

黑米 34

小麦……………………35

燕麦……………………36

玉米……………………37

红薯……………………38

马铃薯…………………39

山药……………………40

南瓜……………………41

🌿 **蔬果类：提供碳水化合物、膳食纤维、矿物质和维生素**………42

白菜……………………42

菠菜……………………43

油菜……………………44

韭菜……………………45

生菜……………………46

黄瓜……………………47

冬瓜……………………48

苦瓜……………………49

丝瓜……………………50

青椒……………………51

茄子……………………52

番茄……………………53

西蓝花…………………54

洋葱……………………55

莲藕……………………56

芹菜……………………57

胡萝卜…………………58

白萝卜…………………59

圆白菜…………………60

莴笋……………………61

韭黄……………………62

蒜薹……………………63

苹果……………………64

香蕉……………………65

红枣……………………66

菠萝……………………67

草莓……………………68

桃………………………69

葡萄……………………70

荔枝……………………71

樱桃……………………72

猕猴桃…………………73

柑橘……………………74

梨………………………75

芒果……………………76

西瓜……………………77

桂圆……………………78

🌿 **菌藻类：提供蛋白质、碳水化合物、维生素和矿物质**………79

平菇……………………79

香菇……………………80

金针菇…………………81

黑木耳…………………82

银耳……………………83

海带……………………84

紫菜……………………85

🌿 **肉、蛋、奶、鱼：提供动物性蛋白质及脂肪**………86

羊肉……………………86

牛肉……………………87

猪肉……………………88

鸡肉 ……………………… 89

鸭肉 ……………………… 90

鸡蛋 ……………………… 91

鸭蛋 ……………………… 92

牛奶 ……………………… 93

酸奶 ……………………… 94

鲫鱼 ……………………… 95

草鱼 ……………………… 96

鲈鱼 ……………………… 97

鲢鱼 ……………………… 98

带鱼 ……………………… 99

虾 ……………………… 100

🍃 坚果、豆类及豆制品：提供能量、人体必需脂肪酸及维生素 …… 101

栗子 ……………………… 101

核桃 ……………………… 102

杏仁 ……………………… 103

榛子 ……………………… 104

莲子 ……………………… 105

松子 ……………………… 106

花生 ……………………… 107

葵花子 ……………………… 108

黄豆 ……………………… 109

绿豆 ……………………… 110

红豆 ……………………… 111

黑豆 ……………………… 112

蚕豆 ……………………… 113

豌豆 ……………………… 114

扁豆 ……………………… 115

豆腐 ……………………… 116

🍃 调味品类：口感营养两不误 117

食用油 ……………………… 117

醋 ……………………… 118

大蒜 ……………………… 119

葱 ……………………… 120

姜 ……………………… 121

蜂蜜 ……………………… 122

第四章 合理的膳食结构 ——家人的健康保证

🍂 家庭应遵循科学合理的原则安排饮食 ……………………… 124

🍂 平衡膳食宝塔包括的食物及摄入量 ……………………… 126

🍂 应用平衡膳食宝塔做好家庭食谱设计 ……………………… 127

🍂 正确烹调减少营养素损失 ……………………… 130

🍂 做好食物储存，减少营养素损失 ……………………… 132

家有少儿，补充营养助成长　第五章

益智健脑 134
保护视力 135
促进生长发育 136
提高免疫力 137
预防肥胖 138
改善食欲 139
预防缺铁性贫血 140

家有成年人，补充营养有精神　第六章

缓解压力 142
增强体质 143
消除疲劳 144
镇静安神 145
美容养颜 146
减轻烟酒伤害 147
减轻辐射损害 148

家有老人，补充营养强身体　第七章

预防骨质疏松 150
延缓衰老 151
预防心脑血管病 152
预防老年性痴呆症 153
防止记忆力衰退 154

第八章　家有特殊人群，补充营养促健康

🍃 **孕期这样补营养** ··· 156

怀孕前的营养储备：补充叶酸、铁、碘 ································· 156

孕期适宜增重是多少 ··· 157

孕早期(0~12周)的营养需求与膳食安排 ································· 158

孕中期(13~27周)的营养需求与膳食安排 ································ 159

孕晚期(28~40周)的营养需求与膳食安排 ································ 160

妊娠合并症孕妇的膳食与营养 ··· 162

🍃 **哺乳期这样补营养** ··· 164

哺乳期女性的生理特点 ··· 164

影响乳汁分泌及质量的因素 ··· 166

哺乳期女性的营养需要 ··· 167

哺乳期女性的膳食安排 ··· 168

🍃 **病患这样补营养** ··· 170

感　冒 ·· 170

便　秘 ·· 172

腹　泻 ·· 174

脂肪肝 ·· 176

慢性胃炎 ·· 178

消化性溃疡 ·· 180

慢性支气管炎 ·· 182

更年期综合征 ·· 184

高血压 ·· 186

高脂血症 ·· 188

冠心病 ·· 190

糖尿病 ·· 192

痛　风 ·· 194

脑卒中 ·· 196

癌　症 ·· 198

参考文献 ·· 200

（注：1kcal=4.184kJ）

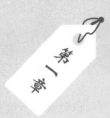

第一章

营养——生命质量的决定者

一个人的生命质量取决于多种因素，如先天遗传因素，后天的食物营养、生活方式、嗜好习惯，等等。但其中对生命质量和寿命长短起关键作用的是后天的食物营养。营养是生命和健康的根基，没有营养摄入，生命就会停止，而注意营养的合理摄取可减少许多疾病的发生、促进有病机体的康复，从而提高生命质量。

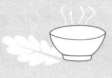

营　养

　　说到营养，很多人觉得它就是一个简单的吃的问题，比如我们经常会说："鸡蛋有营养，每天都要吃；油条那些油炸食物没营养，不健康，要少吃。"如果这样理解的话，那就把"营养"和"营养素"混为一谈了。我们平常说的"营养"其实指的是营养素，也就是这种食物中包含了哪些营养成分。

　　那营养到底是什么呢？从字义上讲，"营"有谋求、经营的意思，可以引申为管理；"养"则涵盖了滋养、调养、养生、颐养生命等多层意思，因此，"营养"就可以理解为谋求养生、管理健康之道。如果用现代科学的语言具体地描述"营养"，就可以说："营养是机体通过摄取食物，经过体内消化、吸收、代谢，利用食物中的营养素和其他对身体有益的成分构建机体组织器官、满足各种生理功能和身体活动需要的过程。"简单地说，营养就是指机体对营养素吸收、利用的过程。

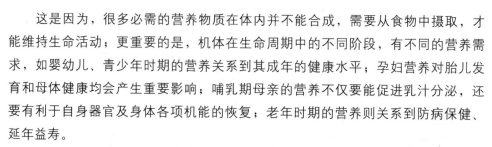

　　注意啦！营养是一种全面的、动态的生理过程，而不是专指某一种营养成分。

　　这是因为，很多必需的营养物质在体内并不能合成，需要从食物中摄取，才能维持生命活动；更重要的是，机体在生命周期中的不同阶段，有不同的营养需求，如婴幼儿、青少年时期的营养关系到其成年的健康水平；孕妇营养对胎儿发育和母体健康均会产生重要影响；哺乳期母亲的营养不仅要能促进乳汁分泌，还要有利于自身器官及身体各项机能的恢复；老年时期的营养则关系到防病保健、延年益寿。

　　另外，不同的身体活动状况对营养素的需求种类和数量也不尽相同，比如体力活动比较轻的人比体力活动重的人所需要摄入的营养数量要少，拿运动员来说，他们每天运动的强度很大，身体消耗很多，对营养需求的种类和数量与普通人都会有很大的差别，这就需要我们根据自身的身体活动状况来灵活调整营养的摄入。

　　总之，营养对于人体并非可有可无——这一点必须给予极大重视。在人的整个生命过程中，合理营养是健康的物质基础，营养摄入不足、过多或不平衡，都可能引起营养性相关疾病，甚至导致死亡。

均衡营养

生活中，很多人认为，有营养的食物就要多吃，只要吃得多，吃得好，营养就充足，身体就棒。这是一个很明显的误区，目前我国糖尿病、高血压、心脑血管病的发病率、病死率都居世界前列，主要原因就是营养摄取不均衡、不科学。

那么什么是均衡营养呢？我们知道，营养与膳食、生理需求密切相关，所以，均衡营养就是指饮食要合理、所获取的营养物质要全面而均衡，既不缺乏，也不过多，以此来满足人体生长发育及各种生理条件、劳动负荷、健康状态下的需求，使机体保持良好的健康状态。在日常生活中，人们只有通过摄入丰富的食物，并合理搭配、取长补短，才能达到营养平衡。

均衡营养的主要内容

◎膳食搭配要均衡。人类的食物种类繁多，包括谷薯类、肉类（畜肉、禽肉、水产等）、蛋类、乳类、豆类、蔬菜、水果等，每种食物又各自有其独特的营养价值，因此，在膳食搭配上应尽量做到多样化，每类食物都要吃，同时应注重各类食物之间的比例要适宜，恰当地调配，来全面满足身体对各种营养素的需要。

◎营养物质摄入量要均衡。即营养物质的摄入量既要符合人体的需要，在能量需要与各种营养物质需要之间达成平衡，也要注意各种营养物质之间保持适宜的比例关系。

均衡营养的作用

均衡营养可以使机体保持正常的生理功能，促进生长发育，提高机体劳动能力、抵抗力和免疫力，尽量少得病，带来最长的健康寿命和最健康的身体。如果膳食结构不合理，各营养物质之间的比例不恰当，则可能导致一种或几种营养物质缺乏或过剩。但不论是哪种情况，都可能导致机体功能失调、障碍或紊乱，成为一些疾病的诱发因素，如缺钙会引起佝偻病，缺铁可引起贫血，脂肪和碳水化合物摄入过多会导致肥胖、糖尿病、心脑血管病等。因此，保持均衡营养对我们的健康十分重要。

> 注意啦！任何一种或几种营养物质的缺乏或过剩都可能造成机体功能异常，出现疾病状态，因此，保持均衡营养对人体健康至关重要。

人体需要的营养素

食物里包含很多物质，但并不是每种物质都对人体有益，只有那些能在体内消化吸收，为机体进行正常物质代谢和能量代谢所必需的有益物质才可以被称为"营养素"。

营养素对人体的作用

◎提供能量，以满足生活、劳动和组织细胞功能所需。

◎提供人体的"建筑材料"，用以构建和修补身体组织器官。

◎提供调节物质，用以调节机体的生理功能。

营养素的分类

人体所需的营养素不下百种，有些人体可以自身合成、制造，但还有约40余种营养素是人体无法自身合成、制造的，必须从膳食中摄取，所以，它们又被称为"必需营养素"。这些营养素的分类方法主要有两种：

◎按营养素的化学组成和生理功能，可分为：蛋白质、脂类、碳水化合物、矿物质、维生素、水、膳食纤维等七大类。

◎按人体对营养素的需要量或体内含量多少，可分为宏量营养素和微量营养素。前者包括碳水化合物、脂类和蛋白质，人体需要量多，在膳食中所占的比重较大，是提供能量的主要物质。后者包括矿物质和维生素，人体需要量相对较少，在膳食中所占比重也较小，其中矿物质又可根据体内含量水平高低分为常量元素和微量元素；维生素根据溶解性可分为水溶性维生素和脂溶性维生素。

关于各种营养素的生理功能、适宜摄入量及食物来源，我们会在第二章中做详细介绍。

人体必需的营养素						
脂类	碳水化合物	氨基酸	矿物质	维生素	水	膳食纤维
亚油酸 α-亚麻酸	糖 寡糖 多糖	亮氨酸 异亮氨酸 赖氨酸 苯丙氨酸 苏氨酸 色氨酸 缬氨酸 组氨酸 蛋氨酸	钾 钠 钙 镁 硫 磷 氯 碘 锰 硒 铜 钼 铬 钴 铁 锌	维生素A 维生素B_1 维生素B_2 维生素B_6 维生素B_{12} 维生素C 维生素D 维生素E 维生素K 烟酸 泛酸 叶酸 生物素	饮水 食物中的水 内生水	可溶性膳食纤维 不可溶性膳食纤维

营养素相互协同
才能发挥均衡营养的作用

人们每天从食物中摄取的各种营养素在体内不是孤立的，它们彼此关系密切，相互发生作用，并按一定比例存在，其各自的生理功能才能充分发挥，人体才能健康。

 产能营养素之间的相互关系

蛋白质、脂肪和碳水化合物是三大产能营养素，在总热量供应中，应以碳水化合物为主（占55%～65%），其次是脂肪（占20%～30%），蛋白质主要供新生组织和修补组织之用（占10%～15%），在碳水化合物、脂肪不足时，也可以分解，产生热量，它们在能量代谢中既互相配合又互相制约。比如：

◎碳水化合物和脂肪在体内可以互相转化，而蛋白质是不能由脂肪或碳水化合物转化的。但摄入充足的脂肪和碳水化合物可以避免蛋白质被当作能量的来源。

◎当体内碳水化合物供给不足时，为了满足机体的需要，就会动用体内的脂肪。由脂肪燃烧产生能量。

◎若碳水化合物摄入过多，而蛋白质过少（未达到最低需要量），会发生负氮平衡，表现为肌肉松软，虚胖或水肿，且易受感染。

◎若脂肪摄入过多而碳水化合物不足，则会导致脂肪氧化过多，产生大量酮体导致酸中毒。

◎当能量摄入超过消耗，不论这些多余的能量是来自脂肪，还是来自蛋白质或碳水化合物，都会转化成脂肪积存在体内造成肥胖。

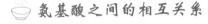

注意啦！在膳食中必须合理搭配这三种营养素，保持三者平衡，才能使能量供给处于最佳状态。

 氨基酸之间的相互关系

必需氨基酸和非必需氨基酸都是合成蛋白质所必不可少的，所以，为使蛋白质合成能够正常进行，必须供给充足的这两类氨基酸，并使各种氨基酸之间保持平衡。

有些非必需氨基酸可以部分地替代必需氨基酸，比如胱氨酸可以部分地替代蛋氨酸，酪氨酸可以部分地替代苯丙氨酸。

如果某种氨基酸过量，造成氨基酸不平衡，反而会降低蛋白质的利用率，尤其以蛋氨酸过量时最为严重。

营养小知识　如何提高蛋白质的互补作用

由于各种食物所含氨基酸不同，因此在日常饮食中应合理搭配各类食物，以提高蛋白质的生理价值。通常可以遵循三个原则：一是搭配的食物品种越多越好，品种越多，氨基酸的种类也越多；二是植物蛋白和动物蛋白搭配食用有利于提高蛋白质的互补作用；三是搭配的食物要同时吃，这样才能使各种氨基酸同时到达身体组织而合成蛋白质。

产能营养素与维生素之间的关系

◎产能营养素的能量代谢过程需要维生素B_1、维生素B_2和烟酸的参与，且成正比例关系。

◎维生素E影响脂类代谢，摄入的不饱和脂肪酸越多，体内越容易产生过氧化物，这时需要增加维生素E的摄入量以对抗过氧化损伤。

◎脂肪可促进维生素A、胡萝卜素等脂溶性维生素的吸收。

◎胆碱影响脂肪代谢，若体内缺乏胆碱，就容易导致脂肪肝。

◎蛋白质能促进维生素A的吸收，维生素A不足也会影响蛋白质的合成。

◎蛋白质充足，有利于维生素B_2的利用和保存；若维生素B_2缺乏，则会影响蛋白质的沉积。

◎维生素B_6参与蛋白质、氨基酸的代谢，若维生素B_6不足，则会影响氨基酸合成蛋白质的效率，色氨酸转化为烟酸的效率也会下降；反之，提高蛋白质水平或氨基酸不平衡，则维生素B_6需要量增加。

◎蛋氨酸可部分补偿胆碱和维生素B_{12}的不足，反之，若胆碱不足，则会使蛋白质合成减弱。

◎维生素B_{12}参与蛋氨酸的合成，还能提高植物性蛋白质的利用率。

◎维生素A不足，糖原合成下降。

维生素之间的相互关系

各种维生素之间的关系更为复杂，它们常常有共同的食物来源，因此，当出现某种维生素缺乏症状时，往往是多种维生素不足的共同结果。

◎维生素A、维生素C和维生素E都是抗氧化剂，尤以维生素E的抗氧化效果最强，可以保护其他两种维生素不被氧化。

◎维生素B_1与维生素B_2有协同作用。

全家人的营养书

◎维生素B₂与烟酸有协同作用。

◎叶酸缺乏会影响维生素B₁的吸收，而维生素B₁缺乏又会影响到维生素B₁₂的利用。

◎维生素B₁₂促进泛酸、叶酸的利用，促进胆碱的合成；维生素B₆不足影响维生素B₁₂的吸收。

◎维生素C能减轻维生素A、维生素E、维生素B₁、维生素B₂、维生素B₁₂和泛酸的缺乏症；维生素A、维生素E可促进维生素C的合成。

◎维生素E会干扰维生素K的凝血过程，抵消维生素K的作用，摄入过量维生素E可能导致出血症状。

◎维生素E促进胡萝卜素转化为维生素A，并促进维生素A和维生素D的吸收。

> 注意啦！一种维生素缺乏会影响另一种维生素的吸收，进而导致一种连锁反应，所以，补充维生素时要考虑维生素之间的相互关系以及全面平衡问题，不能单一补充某一种或几种维生素。

产能营养素与矿物质之间的关系

◎蛋白质可以促进锌的吸收，而且动物性食物中的有机锌比植物性食物的无机锌易于吸收。

◎锌参与酶的组成，并与DNA（脱氧核糖核酸）、RNA（核糖核酸）的合成有密切关系。

◎酶和抗体都是具有重要作用的蛋白质，硒参与辅酶A的合成，并刺激人体免疫蛋白及抗体的产生，增强机体免疫功能。

◎铜有助于胶原蛋白的合成。

◎钠、钾对氨基酸和葡萄糖的吸收起作用。

◎铁参与生物氧化过程。

◎磷参与体内的磷酸化，对生物氧化过程有十分重要的意义。

◎锌通过胰岛素、碘通过甲状腺素间接作用于产能营养素。

◎铬是球蛋白代谢中不可缺少的元素，对胰岛素的功能有影响。

◎锰作为许多酶的激活剂，参与产能营养素和核酸代谢。

矿物质之间的相互关系

矿物质之间的关系错综复杂，十分微妙，在特定条件下既有协同关系，又有拮抗关系。

协同关系

◎铜是铁转变为血红蛋白的助手，缺铜会使铁的吸收量减少，而且铁的利用也发生困难。

◎缺铁会影响锌的吸收，锌能促进铁的吸收，有协同生血的作用。

◎钴与锌、铜、锰有协同作用，钴能促进锌的吸收，补充锌又可增加钴的吸收，补充钴、锌、铜、锰可促进生长发育。

◎镁有助于钙和磷的代谢。

◎氟与钙、磷有协同作用，共同促进骨骼生长发育。

◎氟能促进肠道对铁的吸收。

◎氯和钠协同作用，共同调节人体内的水分平衡。

◎硒与锌能增加机体免疫功能。

◎锰能影响、改善机体对铜的利用。

拮抗关系

◎锌补充过度会严重干扰铜的吸收，甚至诱发贫血。

◎钙补充过度会造成镁、锌、铜、铁等离子代谢紊乱。

◎钙、磷的摄入必须均衡，若比例失调则会造成钙流失。

◎锌、铁、锰、钙能够抑制铬、铅、汞、铝在肠道的吸收。

◎硒与钼、铬、铜、硫元素有拮抗作用，硒又能减轻汞、铜、铊、砷等元素的毒性。

◎铜、钼、硫三者两两拮抗。

维生素与矿物质之间的关系

◎硒与维生素E相辅相成，一定条件下，维生素E可以代替部分硒，而硒可以促进维生素E的吸收，减少维生素E需要量。

◎维生素D促进钙在肠道中的吸收，促进磷从肾小管吸收。

◎锰、胆碱和生物素（维生素H）缺乏会导致溜腱症，但烟酸不足，单独补充锰就不能完全治愈。

◎维生素C能促进铁的吸收和利用，并减轻铜过量的毒性；铜可以促进维生素C的分解。

◎锌能促进胡萝卜素转化为维生素A，并促进维生素A的吸收。

◎维生素B_2缺乏会影响铁的吸收，易出现继发性缺铁性贫血。

水与其他营养素的关系

◎水是可溶性营养素的溶剂，营养素被水溶解后，才能分配给身体各个部位。若体内长期脱水，某些营养素无法溶解，就会导致这些营养素摄入不足，而引发多种疾病。

◎水是产能营养素代谢废物的溶剂，这些代谢废物需要先溶于水，才能被排出体外，若体内缺水，代谢废物就会堆积在体内而导致各种疾病。

◎其他营养素在体内所进行的所有物理、化学反应，都需要水的参与。

◎水可以稀释体内过多的葡萄糖，使人体保持稳定的血糖水平。

◎体内必需脂肪酸充足可以防止水分流失过快。

注意啦！水在营养物质被吸收时，起的是"媒介"作用和"桥梁"作用。如果没有水，很多营养物质都会被细胞拒之门外。

营养素认识的误区

营养是我们健康的基础，通过合理膳食可以摄入充足的营养，预防疾病的发生，但是，在生活中，人们对营养还存在着一些认识上的误区。

误区一：需要多的营养更重要

人体需要的营养素种类很多，需要量也各不相同，比如三大产能营养素需要的多一些，就以克计量；维生素、矿物质需要的少，就以毫克、微克计量。基于此，有些人就认为需要量多的营养素比需要量少的营养素更重要，只要多摄入这些就行了。

其实不然，每种营养素都有各自的生理功能，人对每一种营养素的需求量也多少不一，任何一种必需营养素摄入不足或过量都会影响身体健康，所以，必须均衡饮食，使每种营养素都能得到合理的补充。

误区二：营养越多越好

缺乏营养对生长发育和身体健康有害，那是不是营养越多就越好呢？错，营养绝不是越多越好。

以蛋白质为例，蛋白质是构成人体的物质基础，如果摄入量不够，身体的更新、修复及各项生命活动都不能正常进行。反之，如果摄入过多，多余的蛋白质经过代谢，大部分成为含氮废物，需经尿排出，这就会加重肾脏的负担，同样对身体有害。

误区三：食物越贵营养价值越高

有些人认为，价格越贵的食物，营养价值也一定更高，所以，为了补充营养就一味地追求昂贵的食物。

其实不然，食物中营养价值的高低与价格并无关系，比如鲍鱼和鸡蛋的价格相差很大，但它们蛋白质、烟酸的含量差不多，而且一个鸡蛋提供的能量要比一只鲍鱼高，脂肪、胆固醇及维生素A、维生素B_1、维生素B_2都比鲍鱼多，而鲍鱼的碳水化合物及钙、铁、硒等矿物质比鸡蛋多。所以，并不是越贵的食物提供的营养物质就越多，只是各有侧重而已。

误区四：碳水化合物是诱发糖尿病的元凶

糖尿病患者血糖高，需要控制糖的摄入量，于是，人们就认为碳水化合物是引发糖尿病的元凶，糖尿病患者吃碳水化合物越少越好。

其实不然。糖尿病是因为胰岛素水平低，不能把过高的碳水化合物降下来引起的。控制糖尿病，限制碳水化合物的摄入是一方面。正确的做法是，糖尿病患者合理控制碳水化合物的摄入量，多摄入一些富含膳食纤维的食物，如燕麦、新鲜蔬菜等，以减缓碳水化合物的消化吸收，血糖就不会升高得太快，水平亦比较稳定。

误区五：少吃动物油，多吃植物油

人们都知道动物油对健康不利，那就多吃植物油可以吗？

不可以！植物油也是脂肪，摄入过多，同样会对心血管不利。而且，植物油中的多不饱和脂肪酸容易被氧化，生成有害人体健康的物质。所以，植物油也不宜摄入过多，成人每日摄入量保持在20～25g即可。

误区六：蔬菜营养不如鱼肉蛋好

现在很多家庭的餐桌上，大鱼大肉越来越多，认为生活水平提高了，就要多吃鱼肉，蔬菜的营养不如鱼肉类好。

其实，各类食物都有其独特的营养价值，如鱼、肉、蛋中含蛋白质、脂肪比较丰富，蔬菜中含维生素、矿物质比较丰富，而粮食中含碳水化合物和B族维生素比较丰富。人体要维持健康，就需要摄入全面、均衡的营养，不能只偏重蛋白质和脂肪的摄入，而忽视维生素和矿物质的摄入。

注意啦！偏食等不良的饮食习惯日积月累就会导致营养素不均衡，埋下疾病的种子，所以，全面、均衡地摄入各种营养对健康至关重要。

误区七：精米面的营养价值更高

经过加工的谷物白净、细腻、味道香，感官性状好，也容易消化，于是，很多人就认为精米面营养价值更高。

但事实却恰恰相反。谷物在加工过程中，大部分的麸皮、胚芽被去掉了，而膳食纤维、蛋白质、维生素B_1、维生素E和矿物质却恰恰集中在这部分组织中，这样一来，谷物的营养价值也就随之降低了。可以说，谷物加工精度越高，大米越白，营养越差。

白面同样如此。面粉的自然色泽为乳白色，或略带微黄色，若颜色纯白或灰白，有可能是过量使用了增白剂。

第二章

人体必需的七大类营养素

蛋白质、脂类、碳水化合物、矿物质、维生素、水和膳食纤维是人体必需的七大类营养素，它们各自都具有独特的生理功能，对维持人体健康至关重要。每种营养素都有相应的食物来源，但它们的最佳摄入量会因年龄、性别、生理状态等的不同而有所变化，需要我们在补充营养时特别注意。

蛋白质

蛋白质是一种含氮的有机化合物，是人体生长发育所必须的营养素。组成蛋白质的基本物质是氨基酸，发现的有20多种，其中有8种是人体必需氨基酸。人体内的蛋白质就是由各种氨基酸按不同比例组合而成的，并在体内不断进行代谢与更新。

人体为什么需要蛋白质

如果把人体比喻成盖房子，那么构建人体最主要的原材料就是蛋白质。可以说，蛋白质是生命的物质基础，没有蛋白质就没有生命。

◎构成和修复组织：人体的肌肉、骨骼、毛发、血液等各种组织无一不含蛋白质。人体细胞中，除水分外，蛋白质约占80%。只有摄入足够的蛋白质才能维持组织的更新及修复。

◎调节生理功能：蛋白质在体内是构成多种重要生理活性物质的成分，参与调节生理功能，如携带、运送氧的血红蛋白，构成细胞核并影响细胞功能的核蛋白，维持机体免疫功能的免疫蛋白等。

◎供给能量：蛋白质是人体能量来源之一，1g蛋白质可产生4kcal能量。

蛋白质的膳食参考摄入量

2013年，中国营养学会完成了《中国居民膳食营养素参考摄入量》的修订工作，新修订的蛋白质平均需要量和推荐摄入量如下：

中国居民膳食蛋白质平均需要量/推荐摄入量（EAR/RNI）				
人群	EAR（g/d）		RNI（g/d）	
	男	女	男	女
0岁	—①	—	9（AI②）	9（AI）
0.5岁~	15	15	20	20
1岁~	20	20	25	25
3岁~	25	25	30	30
6岁~	25	25	35	35
7岁~	30	30	40	40
9岁~	40	40	45	45
10岁~	40	40	50	50
11岁~	50	45	60	55
14岁~	60	50	75	60

中国居民膳食蛋白质平均需要量/推荐摄入量 (EAR/RNI)				
人群	EAR (g/d)		RNI (g/d)	
	男	女	男	女
18岁~	60	50	65	55
孕妇（早）	—	+0③	—	+0
孕妇（中）	—	+10	—	+15
孕妇（晚）	—	+25	—	+30
乳母		+20		+25

① 未指定参考值者用"—"表示。

② 适宜摄入量：是某个健康人群能够维持良好营养状态的平均营养素摄入量。

③ "+"表示在同龄人群参考值基础上额外增加量。

蛋白质的食物来源

蛋白质的食物来源可分为两大类：植物性蛋白质和动物性蛋白质，其中动物性蛋白质的营养价值优于植物蛋白质。一般要求动物性蛋白质和大豆蛋白质应占膳食蛋白质总量的30%～50%，以保障膳食蛋白质的质量。所以，补充蛋白质时，既要保证食物多样化，粗细搭配，还要适当增加豆类、肉、鱼、蛋、奶的摄入量，以补充身体发育所需的充足营养，维持身体健康。

蛋白质分类	蛋白质的食物来源	蛋白质含量（%）	蛋白质的营养价值
植物蛋白质	谷类	4.5%～15%	赖氨酸含量较少，属限制氨基酸，蛋白质的营养价值不够完全
	豆类（特别是大豆）	35%～40%	氨基酸组成接近人体需要，富含赖氨酸，利用率较高，属优质植物蛋白质
	富含油脂的坚果类（杏仁、南瓜子、花生、核桃等）	15%～30%	富含人体必需氨基酸，利用率高，蛋白质营养价值高
动物性蛋白质	蛋类	12%以上	是优质蛋白质的重要来源
	奶类	2.5%～3.0%	必需氨基酸品种较齐全，其蛋白质消化率及生理价值都较高，是婴幼儿蛋白质的最佳来源
	肉类（禽、畜的肌肉，水产品如鱼类、甲壳类、软体类等）	10%～20%	蛋白质组成比较符合人类对氨基酸的要求，利用率较高，属优质蛋白质

脂 类

脂类是人体必需的一类营养素，包括脂肪和类脂。脂类的生理功能主要体现在：供给热能，1g脂肪能产生9kcal能量；构成身体组织；促进脂溶性维生素的吸收和利用；供给必需脂肪酸，以满足机体生长发育的需要；皮下脂肪能够维持体温，腹腔内的脂肪可保护体内的器官；增加膳食的美味和增加饱腹感，促进食欲；具有内分泌作用，参与构成某些内分泌激素等。总之，脂类在我们身体中发挥着十分重要的作用。

脂 肪

脂肪是甘油和脂肪酸的化合物，所以脂肪又称甘油三酯。人体贮存的脂类中甘油三酯高达99%。组成天然脂肪的脂肪酸种类很多，但人体需要的主要有三类：饱和脂肪酸、单不饱和脂肪酸、多不饱和脂肪酸，其中多不饱和脂肪酸中的亚油酸和α-亚麻酸是人体必需脂肪酸。必需脂肪酸缺乏，可引起生长迟缓、生殖障碍、皮肤受损（出现皮疹）等症状，以及肝脏、肾脏、神经等多种疾病。

脂肪酸种类		对人体的作用	食物来源
饱和脂肪酸		是构成脂质的基本成分之一，摄入量过高会导致血胆固醇升高，形成动脉粥样硬化，增加患冠心病的风险	动物油、黄油、奶油、可可油、椰子油、棕榈油等
单不饱和脂肪酸		降低血胆固醇，减少心血管病发病率	蛋类、橄榄油、茶油、棕榈油、花生油、菜籽油、米糠油等
多不饱和脂肪酸	亚油酸	降低血液胆固醇，预防动脉粥样硬化	花生油、葵花子油、豆油、亚麻籽油、棉籽油、芝麻油、玉米油、文冠果油、核桃油、榛子油等
	α-亚麻酸	降低血清胆固醇，抑制血栓性疾病；降血压，抑制出血性脑中风；预防过敏；保护视力；增强智力	紫苏籽油、亚麻籽油、菜籽油、核桃油等
	二十碳五烯酸（EPA）和二十二碳六烯酸（DHA）	降低血液黏稠度，预防动脉粥样硬化和血栓形成；促进大脑神经、视觉的正常发育，抗过敏，增强免疫功能，增强智力发育	鲱鱼、鲑鱼等深海鱼的脂肪

🥣 类脂

类脂是磷脂、糖脂、固醇类等的总称。

🍴 磷脂

磷脂是组成生物膜的重要成分，对脂肪的吸收、运转，以及储存脂肪酸，特别是不饱和脂肪酸起着重要作用。磷脂按其组成结构可以分为两类：磷酸甘油酯和神经鞘磷脂。

机体所需的磷脂，除机体自身合成外，还可以从膳食中获取。

🍴 磷脂的食物来源

◎蛋黄、瘦肉、脑、肝、肾等动物性食物，其中蛋黄含卵磷脂最多。

◎植物性食物以大豆中含量最多，主要为大豆磷脂，其次葵花子、亚麻籽、芝麻等也含有一定量。

🍴 胆固醇

胆固醇是机体内主要的固醇物质，人体内的胆固醇有些已酯化，即形成胆固醇酯，广泛存在于人体血浆脂蛋白、肾上腺皮质和肝中。胆固醇既是组成细胞膜的重要成分，又是类固醇激素、维生素D及胆汁酸的前体。

胆固醇主要来自人体自身的合成，由肝脏和小肠组织合成，而食物中的胆固醇则是次要补充。其中植物性食物中不含胆固醇，所含有的其他固醇类物质统称为植物固醇；动物性食物中所含的胆固醇，有些是以胆固醇酯的形式存在的，所以，膳食中的总胆固醇是胆固醇和胆固醇酯的混合物。

🍴 胆固醇的食物来源

◎蛋黄、鱼子、动物内脏中胆固醇的含量最高。

◎水产品、猪肉、猪排、奶油、鸡肉等含量也较高。

中国成人膳食脂肪适宜摄入量(AI) (脂肪能量占总能量的百分比，%)						
年龄（岁）	脂肪	SFA	MUFA	PUFA	（n-6）：（n-3）	胆固醇（mg）
成人	20～30	<10	10	10	（4～6）：1	<300

注：SFA饱和脂肪酸，MUFA单饱和脂肪酸，PUFA多饱和脂肪酸。

碳水化合物

碳水化合物也叫糖类，是由碳、氢和氧三种元素组成，可分为糖、寡糖和多糖三类。它是人体最主要、最经济的能量来源，1g碳水化合物在体内可产生4kcal热能，占成人每日所需总热量的55%~65%。此外，它还是构成机体组织的重要物质，并参与细胞的组成和多种活动；在节约蛋白质、协助肝脏解毒、增强肠道功能、维持大脑正常功能等方面也有显著作用。

中国居民膳食碳水化合物平均需要量（EAR）	
人群	EAR（g/d）
0岁	60（AI）
0.5岁~	85（AI）
1岁~	120
4岁~	120
7岁~	120
11岁~	150
14岁~	150
18岁~	120
50岁	120
65岁	—
80岁	—
孕妇（早）	130
孕妇（中）	130
孕妇（晚）	130
乳母	160

糖

糖包括单糖、双糖和糖醇。

单糖

单糖是最简单的糖，易被人体吸收，包括葡萄糖、半乳糖和果糖，其中，葡萄糖是最常见的糖，是构成多种寡糖和多糖的基本单位；果糖则是天然碳水化合物中甜味最高的糖。

单糖主要的食物来源是蔗糖、糖果、甜食、糕点、甜味水果、含糖饮料和蜂蜜等。

双糖

双糖种类较多，最常见的是蔗糖、乳糖及麦芽糖。其中，蔗糖就是常说的白糖、砂糖或红糖，在甘蔗、甜菜及槭树汁中含量最为丰富；乳糖只存在于各种哺乳动物的乳汁中；麦芽糖是淀粉和糖原的结构成分，大量存在于发芽的谷粒，特别是麦芽中。

双糖主要的食物来源同单糖。

糖醇

糖醇是单糖的重要衍生物，常见的有山梨醇、甘露醇、木糖醇、麦芽糖醇等。

◎山梨醇：亲水性强，可氢化葡萄糖制得，亦存在于多种植物的果实中。

◎甘露醇：是山梨糖醇的同分异构体，在海藻、蘑菇中含量丰富。

◎木糖醇：其甜度与蔗糖相等，存在于多种水果、蔬菜中。因其代谢不受胰岛素调节，所以木糖醇常作为甜味剂用于糖尿病人的专用食品及许多药品中。

◎**麦芽糖醇**：由麦芽糖氢化制得，具有低热量、非龋齿性、难消化性、促进钙的吸收等多种功能，常用于心血管病、糖尿病等患者的保健食品中。

寡糖

寡糖又称低聚糖，甜度低，只有蔗糖的 30%～60%，主要有低聚果糖、大豆低聚糖、棉籽糖、水苏糖、异麦芽低聚糖、低聚甘露糖等。

低聚果糖

低聚果糖又称寡果糖，其甜度约为蔗糖的30%～60%，主要存在于水果、蔬菜中。低聚果糖不能被人体直接消化吸收，但却能被肠道细菌吸收利用，是双歧杆菌的增殖因子，能调节肠道内平衡。

此外，它还可促进钙的吸收，具有调节血脂及免疫功能、抗龋齿等保健功效，已广泛应用于乳制品、乳酸菌饮料、糖果、饼干、面包、果冻等多种食品中。

大豆低聚糖

大豆低聚糖是存在于大豆中的可溶性糖的总称，也是肠道双歧杆菌的增殖因子，其主要成分是水苏糖、棉籽糖和蔗糖，能部分代替蔗糖应用于酸奶、乳酸菌饮料、冰激凌、面包、糖果等食品中。

多糖

多糖类是由较多葡萄糖分子组成的碳水化合物，不溶于水，通常分为淀粉和非淀粉多糖两类。

淀粉

淀粉是人类的主要食物，由葡萄糖聚合而成，主要存在于粮谷类、薯类、豆类等植物中。一般粮谷类含碳水化合物60%～80%，薯类中含量为15%～29%，豆类中为40%～60%。

非淀粉多糖

非淀粉多糖是复合碳水化合物的一种，绝大部分是由植物细胞壁成分组成，如纤维素、半纤维素、果胶等，其实也就是膳食纤维；其他则是非细胞壁物质，如植物胶质、海藻胶类等。

◎**纤维素**：是各种植物细胞壁的主要成分，不能被人体消化吸收，但它可刺激和促进胃肠道的蠕动，有利用于其他食物的消化吸收及粪便的排泄。

◎**半纤维素**：与纤维素共存，也是组成植物细胞壁的主要成分。

◎**果胶类**：是细胞壁的基质多糖，伴随纤维素而存在，主要作用就是把植物组织细胞紧紧黏结在一起，广泛存在于植物的果实、根、茎、叶中。

果胶物质均溶于水，具有良好的胶凝化和乳化稳定作用，所以，常用作果冻、果酱及果胶糖果等的凝冻剂，也可用作冰激凌、果汁、饮料等食品的稳定剂。

矿物质

　　矿物质又称无机盐，是构成身体结构、维持生命活动和保证人体生长发育不可缺少的营养素。按照在人体内含量的多少，矿物质又分为常量元素和微量元素两类，其中含量较多的有钙、磷、镁、钾、钠、氯、硫等，它们在人体内含量大于0.01%体重，称为常量元素；那些在人体内含量极少，小于0.01%体重的元素，则称为微量元素，其中铁、锰、铜、碘、锌、钴、钼、硒、氟和铬是维持正常人体生命活动不可缺少的10种必需微量元素。

中国居民膳食主要矿物质推荐摄入量/适宜摄入量(RNI/AI)										
人群	钙 (mg/d)	磷 (mg/d)	钾 (mg/d)	钠 (mg/d)	镁 (mg/d)	铁 (mg/d)		碘 (g/d)	锌 (mg/d)		硒 (μg/d)
	RNI	RNI	AI	AI	RNI	RNI		RNI	RNI		RNI
						男	女		男	女	
0岁~	200（AI）	100（AI）	350	170	20 (AI)	0.3（AI）		85（AI）	2.0（AI）		15（AI）
0.5岁~	250（AI）	180（AI）	550	350	65 (AI)	10		115（AI）	3.5		20（AI）
1岁~	600	300	900	700	140	9		90	4.0		25
4岁~	800	350	1200	900	160	10		90	5.5		30
7岁~	1000	470	1500	1200	220	13		90	7.0		40
11岁~	1200	640	1900	1400	300	15	18	110	10.0	9.0	55
14岁~	1000	710	2200	1600	320	16	18	120	11.5	8.5	60
18岁~	800	720	2000	1500	330	12	20	120	12.5	7.5	60
50岁~	1000	720	2000	1400	330	12	12	120	12.5	7.5	60
65岁~	1000	700	2000	1400	320	12	12	120	12.5	7.5	60
80岁~	1000	670	2000	1300	310	12	12	120	12.5	7.5	60
孕妇（早）	+0	+0	+0	+0	+40	—	+0	+110	—	+2.0	+5
孕妇（中）	+200	+0	+0	+0	+40		+4	+110	—	+2.0	+5
孕妇（晚）	+200	+0	+0	+0	+40		+9	+110	—	+2.0	+5
乳母	+200	+0	+400	+0	+0	—	+4	+120	—	+4.5	+18

钙

钙是构成骨骼和牙齿的主要成分，人体内99.3%的钙集中于骨骼、牙齿，可以促进骨、牙齿的正常生长。另外，还有少量的钙存在于软组织和体液中，是维持这些组织机能所不可缺少的物质；钙还是凝血的重要元素之一，帮助血液凝固。机体的许多酶系统也需要钙来激活。所以，当人体内的钙不足时，就会患佝偻病和软骨病。血浆中含钙量若低于正常量的10%，就会引起心跳加快、心律不齐，神经肌肉应激性加强，出现手足搐搦症等。

钙的食物来源

◎奶及乳制品含钙量丰富，吸收率也高。
◎豆类及大豆制品、硬果类、海藻类、可连骨吃的小鱼小虾及一些绿色蔬菜类。
◎硬水中含有相当量的钙，也不失为一种钙的来源。

磷

磷是骨骼、牙齿和神经组织的重要构成成分，体内85.7%的磷集中于骨骼和牙齿，其余散在分布于全身各组织及体液中，其中一半存在于肌肉组织中。另外，磷还是组成生命的重要物质，如核酸、磷脂、磷蛋白、辅酶等中都含有磷；体内物质的储存、转移、代谢也离不开磷化合物的协助；磷酸盐从尿中排出的量和形式，是机体调节酸碱平衡的手段之一。

磷的食物来源

◎瘦肉、蛋、奶、动物的肝脏、肾脏含量都很高。
◎海带、紫菜、芝麻酱、花生、豆类、坚果粗粮等也是磷的主要来源。

镁

正常成人身体总镁含量约25克，其中60%～65%的镁存在于骨骼和牙齿中，所以镁也是构成骨骼和牙齿的重要成分。另外，镁还是体内多种酶的激活剂，参与机体新陈代谢；人体内的镁与钙相互制约，以保证神经、肌肉兴奋与抑制的协调；镁也能维持正常心肌功能，维护胃肠道和激素的功能。若人体内镁元素缺乏，就会出现肌肉无力、手足抽搐、痉挛或心律失常，情绪不稳定、易激动，血压升高等症状。

镁的食物来源

◎大麦、荞麦、黑米、大黄米、黄豆等粗杂粮中富含镁。
◎菌类、绿叶蔬菜中镁含量也很丰富。

🍲 钾

钾是生命所必需的物质之一，人体内98%的钾存在于细胞内，能维持细胞内渗透压及酸碱平衡，促使糖原及蛋白质合成，并能维持神经、肌肉，特别是心肌的功能。另外，钾还具有一定的降血压作用。若人体内钾元素不足，就会出现肌肉无力或瘫痪、心律失常、横纹肌裂解症及肾功能障碍等病症。

🍴 钾的食物来源

钾广泛存在于各类食物中，正常膳食者不易发生缺钾现象。
◎蔬菜和水果是钾最好的来源。
◎菌类、豆类、鱼类、肉类等食物中钾含量非常丰富。

🍲 钠

钠是人体中一种重要无机元素，人体内44%～50%的钠存在于细胞外液中，是细胞外液中的主要阳离子，参与血浆容量、渗透压和酸碱平衡的调节和维持；40%～47%的钠贮存于骨骼中；钠还能维持和增强神经肌肉的兴奋性。若人体缺钠，就会出现肌无力、痛性肌肉痉挛、倦怠、血压下降、眩晕，甚至休克昏迷等症状。

🍴 钠的食物来源

◎食盐是人体获得钠的主要来源。
◎加工、制备食物过程中加入的钠或含钠的复合物（如谷氨酸、小苏打等）。
◎酱油，盐腌制的咸菜、咸鱼、咸蛋等。

🍲 铁

人体内铁的含量很少，为4～5g，但它却是人体极为重要的元素之一。其中60%～75%的铁存在于血红蛋白中，3%存在肌红蛋白中，1%为含铁酶类，参与体内氧与二氧化碳转运、交换和组织呼吸过程；其余贮存于肝、脾及骨髓中。人体长期缺铁或铁的吸收受到限制，就会产生缺铁性贫血，出现面色苍白、疲劳乏力、头晕、心悸、指甲脆薄、儿童少年身体发育受阻等症状。

🍴 铁的食物来源

◎动物肝脏、动物全血、畜禽肉类、鱼类等动物性食物中含铁丰富，且吸收率较高。
◎菠菜、雪里蕻、油菜等绿叶蔬菜中也含铁，但利用率不高。

锌

人体所含微量元素中，除铁以外，锌的含量是最高的，广泛分布在人体所有组织、器官中，以肝、肾、肌肉、视网膜、前列腺为高。锌参与体内酶的组成，并与DNA（脱氧核糖核酸）、RNA（核糖核酸）的合成有密切关系，另外，锌对维持免疫功能、物质代谢和生殖功能等也有重要作用。若人体内缺锌，就会出现生长停滞、智力发育落后、食欲减退、味觉下降、厌食、反复出现口腔溃疡、胃肠道功能紊乱、贫血、性器官发育不良以及创伤愈合不良等症状，严重缺锌的孕妇还会使胎儿发生畸形。

锌的食物来源

◎贝壳类海产品、鱼类、红色肉类、动物内脏类都是锌的极好来源。

◎整谷、粗粮（多存在于胚芽、麦麸中）、干豆、硬果、蛋中含锌量也较高。

碘

碘是人体的必需微量营养素之一，人体内的碘绝大部分存于甲状腺中，主要用于合成甲状腺素。甲状腺素参与体内各种营养素的代谢，能调节细胞内的氧化速度，促进体格、智力及神经系统的发育，调节神经和肌肉组织的功能，维持正常的循环功能。一旦人体内缺碘，就会给甲状腺素的合成带来困难，出现一系列的甲状腺疾病，孕妇缺碘会使胎儿生长迟缓，造成智力低下或痴呆，甚至发生克汀病。

碘的食物来源

◎海带、紫菜、海产鱼、虾、蟹、干贝等海产品中都含有丰富的碘。

◎碘盐、碘油也是碘的良好来源。

硒

硒是人体的必需微量营养素之一，遍布于人体各组织器官和体液中，尤以肌肉、肾脏、肝脏和血液中含量最多。硒是构成含硒蛋白与含硒酶的成分；具有抗氧化作用，能保护细胞膜、心肌和血管壁；对甲状腺素有调节作用；维持机体正常的免疫功能、生殖功能；硒还可以抗肿瘤；保护视力，改善糖尿病人的失明。人体缺硒时，会出现微血管出血、心肌坏死、视力减退和克山病等。

硒的食物来源

◎动物的肝脏及肾脏、海产品、瘦肉等动物性食物。

◎富硒谷物和蔬菜也是硒的良好来源。

维生素

维生素是一类有机化合物，在体内的含量非常少，每天需要的量也不多，但其在机体的代谢、生长发育等过程中都起着十分重要的作用，是维持人体正常生命活动所必需的一类营养素。维生素的种类很多，通常分为脂溶性维生素与水溶性维生素两类。

◎脂溶性维生素：溶于脂肪及脂肪剂，不溶于水，吸收后可贮存在体内，排泄量少，摄入过多可致中毒。主要包括：维生素A、维生素D、维生素E、维生素K等。

◎水溶性维生素：溶于水，排泄率高，一般不在体内蓄积，大量服用也不会或很少发生中毒。主要包括：维生素B_1、维生素B_2、维生素B_6、维生素B_{12}、维生素C、烟酸、叶酸、生物素等。

中国居民膳食维生素推荐摄入量/适宜摄入量(RNI/AI)										
人群	维生素A（μgRAE/d）		维生素B_1（mg/d）		维生素B_2（mg/d）		维生B_6（mg/d）	维生B_{12}（μg/d）	维生素C（mg/d）	维生D（μg/d）
	RNI		RNI		RNI		RNI	RNI	RNI	RNI
	男	女	男	女	男	女				
0岁~	300（AI）		0.1（AI）		0.4（AI）		0.2（AI）	0.3（AI）	40（AI）	10（AI）
0.5岁~	350（AI）		0.3（AI）		0.5（AI）		0.4（AI）	0.6（AI）	40（AI）	10（AI）
1岁~	310		0.6		0.6		0.6	1.0	40	10
4岁~	360		0.8		0.7		0.7	1.2	50	10
7岁~	500		1.0		1.0		1.0	1.6	65	10
11岁~	670	630	1.3	1.1	1.3	1.1	1.3	2.1	90	10
14岁~	820	630	1.6	1.3	1.5	1.2	1.4	2.4	100	10
18岁~	800	700	1.4	1.2	1.4	1.2	1.4	2.4	100	10
50岁~	800	700	1.4	1.2	1.4	1.2	1.6	2.4	100	10
65岁~	800	700	1.4	1.2	1.4	1.2	1.6	2.4	100	15
80岁~	800	700	1.4	1.2	1.4	1.2	1.6	2.4	100	15
孕妇（早）	—	+0	—	+0	—	+0	+0.8	+0.5	+0	+0
孕妇（中）	—	+70	—	+0.2	—	+0.2	+0.8	+0.5	+15	+0
孕妇（晚）	—	+70	—	+0.3	—	+0.3	+0.8	+0.5	+15	+0
乳母	—	+600	—	+0.3	—	+0.3	+0.3	+0.8	+50	+0

人群	维生素E (mg-TE／d)	维生素K (μg/d)	叶酸 (μg/d)	烟酸 (mgNE/d)		胆碱 (mg/d)		生物素 (μg/d)
				RNI		AI		
	AI	RNI	RNI	男	女	男	女	AI
0岁~	3	2	65（AI）	2（AI）		120		0.3（AI）
0.5岁~	4	10	100（AI）	3（AI）		150		0.6（AI）
1岁~	6	30	160	6		200		1.0
4岁~	7	40	190	8		250		1.2
7岁~	9	50	250	11	10	300		1.6
11岁~	13	70	350	14	11	400		2.1
14岁~	14	75	400	16	13	500	400	2.4
18岁~	14	80	400	15	12	500	400	2.4
50岁~	14	80	400	14	11	500	400	2.4
65岁~	14	80	400	14	12	500	400	2.4
80岁~	14	80	400	13	10	500	400	2.4
孕妇（早）	+0	+0	+200	—	+0	—	20	+0.5
孕妇（中）	+0	+0	+200	—	+0	—	20	+0.5
孕妇（晚）	+0	+0	+200	—	+0	—	20	+0.5
乳母	+3	+5	+150		+3		120	+0.8

🥣 维生素A

维生素A的化学名为视黄醇，包括动物性食物中的维生素A和植物性食物中的维生素A原——类胡萝卜素，它在人体小肠黏膜内能转化成维生素A。维生素A能促进人体生长发育，维持上皮组织的完整，维持正常的生殖、视觉功能，维持和促进免疫功能。若人体缺乏维生素A，就会出现视物模糊、夜盲、结膜干燥、食欲下降、皮肤瘙痒、脱皮、头发枯干、脱发、记忆力减退等多种病症。

🍴 维生素A的食物来源

◎动物的肝脏、蛋黄、奶类、鱼肝油等动物性食物是维生素A的主要来源。

◎西蓝花、胡萝卜、菠菜、油菜等深色蔬菜，以及芒果、柑橘、枇杷等水果富含维生素A。

维生素B₁

维生素 B_1 又称硫胺素，属于水溶性维生素。其生理功能主要是构成辅酶；抑制胆碱酯酶的活性，促进胃肠蠕动；维持神经、肌肉和循环系统的功能。人体若缺乏维生素 B_1，极易引起脚气病，严重缺乏时还会出现脚气病性心脏病，甚至心力衰竭。

维生素B₁的食物来源

◎谷类的谷皮和谷胚、豆类、硬果类食物中维生素 B_1 的含量最为丰富。

◎动物肝脏、瘦猪肉中含量也较多。

维生素B₂

维生素 B_2 又称核黄素，是许多重要辅酶的组成成分，参与生物氧化过程，在氨基酸、脂肪酸和碳水化合物的代谢中均起重要作用。此外，维生素 B_2 还能促进生长发育，润泽皮肤，维持皮肤和黏膜的完整性。人体一旦缺乏维生素 B_2，就会引起胃肠道功能、激素及代谢紊乱，出现消化不良、腹泻、口角炎、舌炎、唇炎和阴囊炎等症状。

维生素B₂的食物来源

◎动物内脏、蛋类、奶类、瘦肉等动物性食物中含量最为丰富。

◎谷类的谷皮和胚芽、豆类、新鲜绿叶蔬菜、啤酒中含量也较多。

维生素B₆

维生素 B_6 是一组含氮化合物，主要以天然形式存在，是很多酶系统的辅酶，参与体内多种物质的代谢，尤其是参与所有氨基酸的代谢。另外，它还具有维持免疫功能、调节神经系统功能、防治动脉硬化等作用。人体缺乏维生素 B_6 会引起小细胞性贫血、脂溢性皮炎、癫痫样惊厥、抑郁及精神错乱等症。

维生素B₆的食物来源

肉类、全谷类（特别是小麦）、蔬菜和坚果类中含量最高，其中动物性来源的食物中维生素 B_6 的生物利用率优于植物性来源的食物。

维生素B₁₂

维生素 B_{12} 又称氰钴胺素，它能促进细胞的发育和成熟，并作为多种辅酶参与体内的生化反应。如果人体缺乏维生素 B_{12}，就会出现恶性贫血、脊髓变性及消化道黏膜炎症。

维生素B₁₂的食物来源

肉类、动物内脏、鱼、禽、贝壳类及蛋类等动物性食物中含量较高。

维生素C

维生素C又名抗坏血酸，是一种活性很强的还原性物质，参与体内重要的生物氧化还原过程，如促进抗体的形成及铁的吸收，消除自由基，阻断致癌物亚硝胺的形成等；参与体内的多种羟化反应，如胶原和神经递质的合成，各种有机药物或毒物的转化等；促使细胞间质的形成，维持牙齿、骨骼、血管、肌肉的正常功能和促进伤口愈口。

人体若缺乏维生素C，就会感到身

体乏力、肌肉关节疼痛、食欲减退，全身任何部位可出现大小不等和程度不同的出血，如出血点、淤斑、血肿。小儿则会出现生长迟缓、烦躁和消化不良，以后逐渐出现牙龈萎缩、牙龈炎、水肿及出血。

🍴 维生素C的食物来源

◎新鲜蔬菜、酸味水果中维生素C含量最为丰富。

◎动物的内脏中也含有少量的维生素C。

🥣 维生素D

维生素D是一族复合物的总称，其中最重要的是维生素D_2及维生素D_3。维生素D能促进身体对钙和磷的吸收和利用，以助于构成健全的骨骼和牙齿。如果维生素D不足，肠道吸收钙磷能力降低，儿童会发生佝偻病，孕妇和乳母则易患骨软化症或骨质疏松症，所以维生素D又被称作"抗佝偻病维生素"。但一般成年人经常接触太阳光，在保证日常膳食的条件下是不会缺乏维生素D的。

🍴 维生素D的来源

◎外源性：通过食物摄取，如蘑菇、蕈类含有维生素D_2；鱼肝油、动物肝脏、蛋黄、奶类、牛肉、黄油、咸水鱼中富含维生素D_3。

◎内源性：通过阳光（紫外线）照射由人体皮肤产生。

🥣 维生素E

维生素E又名生育酚，是极有效的抗氧化剂，可延迟细胞衰老，维持机体正常的免疫功能、生殖机能和胚胎发育，能促进人体新陈代谢。人体一旦缺乏维生素E，就会引起生殖障碍，肌肉、肝脏、骨髓和脑功能异常、红细胞溶血等症，孕妇缺乏维生素E还会使胚胎发生缺陷，导致流产。

🍴 维生素E的食物来源

◎小麦胚芽是维生素E最丰富的来源。

◎谷胚、蛋黄、豆类、坚果、绿叶蔬菜中也有一定含量。

🥣 维生素K

维生素K又叫凝血维生素，是肝脏中凝血酶原和其他凝血因子合成必不可少的物质。缺乏维生素K会使凝血过程发生障碍，使凝血时间延长，容易出血。

组织中许多的维生素K在正常时来源于肠内细菌，另外，也可以通过膳食获取。

🍴 维生素K的食物来源

◎菠菜、甘蓝菜、生菜等新鲜绿叶蔬菜中维生素K含量最为丰富。

◎奶类、肉类、蛋类、谷类、水果和其他蔬菜中也含有少量维生素K。

🥣 叶酸

叶酸也叫维生素B_9，是从菠菜叶中提取纯化的，故而命名为叶酸。叶酸有促进正常红细胞再生的作用，一旦人体缺乏，就会出现巨核红细胞贫血、白细胞减少症，及舌炎、腹泻、食欲不振等消化系统症状；孕妇若缺乏叶酸，就可能导致先兆子痫、胎盘早剥、胎儿神经管畸形等症。

叶酸的食物来源

◎动物肝、肾，鸡蛋、酵母中富含叶酸。

◎含维生素C的新鲜绿色蔬菜、水果中都含有叶酸。

烟酸

烟酸又称维生素ＰＰ、维生素B_3，是各种维生素中性质最稳定的一种维生素。烟酸主要以辅酶形式广泛存在于体内各组织中，这些辅酶在细胞生物氧化过程中起着重要的递氢作用，它们与碳水化合物、脂肪和蛋白质能量的释放有关。烟酸还能降低血胆固醇水平、保护心血管，维持皮肤、神经系统和消化系统的正常功能。

如果人体内缺乏烟酸，就会引起癞皮病，出现皮炎、腹泻和痴呆等症状，所以烟酸又被称为"抗癞皮病维生素"。

烟酸的食物来源

◎动物肝、肾、瘦肉、鱼以及坚果类中含量丰富。

◎乳、蛋中的含量虽然不高，但色氨酸较多，可转化为烟酸。

◎谷类中的烟酸主要存在于种子皮中，其中玉米中的烟酸含量并不低，但不能被人体吸收利用。

胆碱

胆碱是一种强有机碱，是卵磷脂和鞘磷脂的重要组成部分，可促进脑发育和提高记忆能力；降低血清胆固醇；促进肝脏机能和脂肪代谢；帮助人体组织排除毒素和药物。人体能合成胆碱，所以不易造成缺乏病。但若长期摄入缺乏胆碱的膳食，也可引起肝、肾、胰腺病变，记忆力减退及生长障碍。

胆碱的食物来源

胆碱广泛存在于各种食物中，特别是蛋类、动物的脑、动物心脏与肝脏、绿叶蔬菜、啤酒酵母、麦芽、大豆中含量较高。

生物素

生物素又称维生素H、辅酶R、维生素B_7，是人体内多种酶的辅酶，参与体内脂肪酸、碳水化合物及其他多种营养素的代谢，促进蛋白质的合成，促进尿素合成与排泄等。

人体缺乏生物素的表现多以皮肤症状为主，如毛发变细、失去光泽、皮肤干燥、鳞片状皮炎、红色皮疹，严重者的皮疹可延续到眼睛、鼻子和嘴周围，6个月以下的婴儿，可能出现脂溢性皮炎。

生物素的食物来源

◎干酪、动物肝脏、大豆粉中含量最为丰富。

◎蛋黄、牛奶、瘦肉、糙米、啤酒、小麦等食物中含量也较多。

水

水是人体中含量最多的营养素，成人体内水分含量约占体重的65%左右，而儿童体内的含水量更高，约占80%。体内的水分主要分布于组织细胞内外，构成人体的内环境；水参与体内很多的生理活动，如消化、吸收、分泌、排泄等，都离不开水的协助；水可以调节体温，维持人体体温的恒定；水还有润滑作用，对器官、关节、肌肉、组织能起到缓冲、润滑、保护的功效。

🥣 水的需要量

每人每日生理需水量受代谢情况、年龄、体力活动、温度、膳食等因素的影响，故水的需要量变化很大。

中国居民膳食水适宜摄入量(AI)				
人群	饮水量（L/d）		总摄入量（L/d）	
	男	女	男	女
0岁~	—		0.7	
0.5岁~	—		0.9	
1岁~	—		1.3	
4岁~	0.8		1.6	
7岁~	1.0		1.8	
11岁~	1.3	1.1	2.3	2.0
14岁~	1.4	1.2	2.5	2.2
18岁~	1.7	1.5	3.0	2.7
50岁~	1.7	1.5	3.0	2.7
65岁~	1.7	1.5	3.0	2.7
80岁~	1.7	1.5	3.0	2.7
孕妇（早）	—	+0.2	—	+0.3
孕妇（中）	—	+0.2	—	+0.3
孕妇（晚）	—	+0.2	—	+0.3
乳母	—	+0.6	—	+1.1

🥣 体内水的来源

体内水的来源包括饮水、食物中的水及内生水三大部分。

◎**饮水**：这是供给体内水需要的主要途径，每日水的摄入量应与排出量保持动态平衡。

◎**食物中的水**：这部分水的来源随所进食物种类不同而有所差别，新鲜蔬菜和水果中含水量最高，而谷类、豆类等食物中含水量较少。

◎**内生水**：主要来源于碳水化合物、蛋白质和脂肪代谢时产生的水。每克蛋白质产生的代谢水为0.42mL，脂肪为1.07mL，碳水化合物为0.6mL。

膳食纤维

膳食纤维是碳水化合物中的一类非淀粉多糖，其主要成分来自植物的细胞壁，包括纤维素、半纤维素、果胶和非多糖成分的木质素等。膳食纤维虽不能被胃肠道消化吸收，也不能产生能量，但它对人体健康非常重要，因此，膳食纤维被营养学界补充认定为"第七类营养素"。

人体为什么需要膳食纤维

◎防治便秘：膳食纤维能促进胃肠道蠕动，减少食物在胃肠道中的停留时间；膳食纤维还可在大肠内发酵，吸收水分，软化大便，达到防治便秘的作用。

◎利于减肥：膳食中膳食纤维的含量增加，就可减少热能的摄入及营养的消化吸收，而起到减肥的作用。

◎预防大肠癌：膳食纤维可以清洁消化道管壁、增强消化功能，同时有助于排出食物中的致癌物质和有害物质，从而保护消化道、预防大肠癌的发生。

◎降低血脂，预防冠心病、胆结石：膳食纤维中的果胶、木质素可分别与胆固醇、胆酸结合，使其直接从粪便中排出，从而起到降低胆固醇、预防冠心病和胆结石的作用。

◎改善糖尿病症状：膳食纤维可延缓小肠内葡萄糖和脂质的吸收，从而起到降低餐后血糖的作用。

◎改善口腔及牙齿功能：增加膳食中的纤维素，可延长口腔肌肉、牙齿咀嚼的时间，从而使口腔得到保健，功能得以改善。

膳食纤维的适宜摄入量

中国居民的膳食纤维的适宜摄入量是根据《平衡膳食宝塔》推算出来的：即低能量膳食（1800kcal）为25g/d；中等能量膳食（2400kcal）为30g/d；高能量膳食（2800kcal）为35g/d。

膳食纤维的食物来源

根据是否溶解于水，膳食纤维又分为可溶性膳食纤维和不可溶性膳食纤维两大类。

膳食纤维种类	成分	主要食物来源
可溶性膳食纤维	果胶、藻胶、树胶等	燕麦、大麦、水果及一些豆类（豌豆、蚕豆）
不可溶性膳食纤维	纤维素、木质素和一些半纤维素	谷物的麸皮、全谷类粮食、干豆类、蔬菜、菌类、坚果等

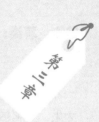

厨房常备食材的营养及配伍

人体所必需的营养素主要来自于我们日常所吃的食物，但是，每种食物所含的营养成分及数量都不尽相同，这也就决定了每种食物对人体的保健作用都各有侧重。本章就是帮助读者了解家庭厨房中各种常备食材的营养配伍，方便读者根据自己及家人的需要选择食用。

大米

大米，又名稻米，由稻子脱壳而成。大米是中国人的主食之一。大米的品种很多，按米粒的性质可分为粳米、籼米和糯米三类；根据稻谷加工程度和加工方法的不同可分为糙米、白米、蒸谷米、碎米。

大米中各种营养素的含量不是很高，但因人们食用量大，故其也具有很高的营养功效，是日常补充营养素的基础食物。尤其是大米中氨基酸的组成比较完全，蛋白质主要是米谷蛋白，易于消化吸收。

大米主要营养素含量（每100g）

食物名称	可食部分(%)	水分(g)	能量(kcal)	蛋白质(g)	脂肪(g)	碳水化合物(g)	膳食纤维(g)	维生素B$_1$(mg)	维生素B$_2$(mg)	烟酸(mg)	维生素E(mg)	钠(mg)	钙(mg)	铁(mg)
大米	100	13.3	346	7.4	0.8	77.2	0.7	0.11	0.05	1.9	0.46	3.8	13	2.3

食物搭配要点

✓	大米+小米	大米中苏氨酸的含量很少，而小米中苏氨酸的含量却很高，二者搭配可以做到营养互补，提高营养价值。
✓	大米+山药	大米中含有碳水化合物和脂肪，山药中含有淀粉酶、多酚氧化酶等物质，二者搭配煮粥，能刺激胃液分泌，有利于消化吸收。
✓	大米+蜂蜜	大米中含有丰富的米谷蛋白，蜂蜜中则含有大量的葡萄糖、果糖，以及少量有机酸，两者同食时，蛋白质与有机酸结合会产生变性沉淀，与胃酸相遇会起冲突，引起胃痛。
✗	大米+碱	大米中含有B族维生素，而碱会对B族维生素起到破坏作用，从而影响人体的吸收和利用，出现脚气病。

营养专家说

一般人群均可食用大米，尤其适宜患病或病后肠胃功能较弱者以及口渴、烦热者食用。但大米中碳水化合物含量较高，因此糖尿病患者不宜多吃。

用大米煮粥、蒸饭，最容易被消化和吸收，有益于营养的利用。此外，也可将大米磨成粉，单独或与其他面粉掺和制作米糕、年糕。

小米

小米，又名粟米，我国北方称谷子，去壳后叫小米，是我国北方人喜爱的主要粮食之一。小米的品种很多，按米粒的性质可分为糯性小米和粳性小米两类；按谷壳的颜色可分为黄色、白色、褐色等多种，其中红色、灰色者多为糯性，白色、黄色、褐色、青色者多为粳性。比较著名的有山西沁县黄小米、山东章丘龙山小米、山东金乡的金米、河北桃花米等。

小米粒小，质地较硬，制成品有甜香味。用小米熬成的粥营养十分丰富，有"代参汤"之美称。

小米主要营养素含量（每100g）														
食物名称	可食部分(%)	水分(g)	能量(kcal)	蛋白质(g)	脂肪(g)	碳水化合物(g)	膳食纤维(g)	维生素A(μg)	维生素B₁(mg)	维生素B₂(mg)	烟酸(mg)	维生素E(mg)	钠(mg)	钙(mg)	铁(mg)
小米	100	11.6	358	9	3.1	73.5	1.6	17	0.33	0.1	1.5	3.63	4.3	41	5.1

食物搭配要点

✓ **小米+黄豆** 小米含有的氨基酸中缺乏赖氨酸，而黄豆的氨基酸中富含赖氨酸，二者同食，有利于提高蛋白质的吸收利用率。

✓ **小米+大米** 小米中苏氨酸的含量很高，而大米中的苏氨酸含量却很少，二者搭配可以做到营养互补，提高蛋白质的营养价值。

✗ **小米+杏仁** 小米中的磷与杏仁中的杏仁酸结合，会产生不易消化的物质，易导致呕吐、腹泻。

✗ **小米+醋** 小米中含有类胡萝卜素，与醋中的有机酸相遇，会使类胡萝卜素遭到破坏，从而降低小米的营养价值。

营养专家说

小米富含碳水化合物、蛋白质、B族维生素和多种矿物质，营养价值很高，最适宜老人、病人、产妇调补食用，但气滞者忌用。小米性凉，所以，身体虚寒、小便清长的人要少食。

小米的吃法较多，可煮粥、蒸饭，也可磨成粉后单独或与其他面粉掺和制作饼、窝头、丝糕、发糕等。糯性小米也可酿酒、酿醋、制糖等。

糯米

糯米是由糯稻脱壳而成，在我国北方被称为江米，南方称为糯米，是人们经常食用的粮食之一。糯米有很多种类，按谷壳的颜色可分为红、白两种；按米粒的形态可分为籼糯和粳糯，其中籼糯的米粒细长，颜色呈粉白、不透明状，黏性强，主要产于南方；而粳糯则米粒圆短，白色不透明，口感甜腻，黏度较仙糯稍差，主要产于北方。糯米比较著名的产地有安徽怀远、江苏金坛等。

糯米主要营养素含量（每100g）													
食物名称	可食部分(%)	水分(g)	能量(kcal)	蛋白质(g)	脂肪(g)	碳水化合物(g)	膳食纤维(g)	维生素B₁(mg)	维生素B₂(mg)	烟酸(mg)	维生素E(mg)	钠(mg)	钙(mg)	铁(mg)
糯米	100	12.6	348	7.3	1	77.5	0.8	0.11	0.04	2.3	1.29	1.5	26	1.4

食物搭配要点

	糯米 + 葵花子	糯米和葵花子都富含B族维生素，可促进肠胃蠕动，增加食欲。
✓	糯米 + 莲藕	莲藕的含糖量不算很高，又含有大量的维生素C和膳食纤维，可以和糯米中的营养元素结合，提高营养的吸收。
✗	糯米 + 苹果	糯米中磷等矿物质与苹果中的果酸结合，会产生不易消化的物质，从而导致恶心、呕吐、腹痛等消化性疾病。

营养专家说

糯米营养丰富，适宜哮喘、支气管炎、恢复期的病人、产妇及体虚者食用。糯米口感香糯黏滑，煮成稀薄粥食用，不仅营养滋补，而且极易消化吸收，补养脾胃；磨成粉后可制成年糕、元宵、火烧、粽子、糍粑等风味小吃；也可用糯米酿酒，用于滋补健身和治病。

糯米食品宜加热后食用，冷糯米食品不但很硬，口感也不好，更不易消化。另外，糯米性黏滞，所以不宜一次食用过多，老人、小孩、病人及脾胃虚弱者更应慎食；糯米年糕无论甜咸，其碳水化合物和钠的含量都很高，因此，患有糖尿病、肥胖症、肾脏病、高脂血症等症的人要尽量少吃。

薏 米

薏米，又称薏苡仁、苡仁等。是禾本科植物薏苡的种仁。薏米是药食同源的佳品，通常有大小两种，其中，大薏米较多为人工培植，米粒大、药性小、口感好，适合日常食用；小薏米则多见于野外生长，米粒小，药性较强，口感较大薏米要差。

薏米的营养价值很高，且容易被消化吸收，不论是用于滋补还是治病，作用都很缓和，有"世界禾本科植物之王"的美誉。

薏米主要营养素含量（每100g）													
食物名称	可食部分(%)	水分(g)	能量(kcal)	蛋白质(g)	脂肪(g)	碳水化合物(g)	膳食纤维(g)	维生素B₁(mg)	维生素B₂(mg)	烟酸(mg)	维生素E(mg)	钠(mg)	钙(mg)	铁(mg)
薏米	100	11.2	357	12.8	3.3	69.1	2	0.22	0.15	2	2.08	3.6	42	3.6

食物搭配要点

✅ **薏米 + 红豆**　薏米、红豆都有高纤维、低脂肪的特点，二者搭配食用，可起到良好的润肠通便、降血压、降血脂、调解血糖、解毒抗癌、预防结石、健美减肥的作用。

✅ **薏米 + 绿豆**　薏米、绿豆具有利湿、消炎的作用，搭配煮汤可有效去除青春痘。

✅ **薏米 + 桂圆**　薏米中含有薏苡素，桂圆中含铁丰富，二者搭配食用，可使皮肤保持光泽细腻，有效改善皮肤干燥、粗糙的情况。

营养专家说

薏米富含丰富的蛋白质及多种氨基酸，能促进体内水分代谢，具有消炎、镇痛的作用，且薏米中还含有一种天然的抗癌剂——薏苡仁酯，因此，薏米最适宜各种癌症患者及癌性腹水、关节炎、肾炎水肿等患者食用。另外，久病体虚、病后恢复期的患者及老人、产妇、儿童也可在调理身体时食用。但由于薏米化湿滑利的功效显著，因此，重度脾胃虚寒、遗尿遗精、体质虚弱、便秘患者及孕妇都应忌食。

薏米可单独煮粥、煲汤，也可同其它食材搭配食用。

黑米

黑米，属于糯米类，是由禾本科植物糯稻经长期培育形成的一类特色品种。稻粒外观是长椭圆形，稻壳是灰褐色，按米粒的形状可分为籼米、粳米两种，按米粒的性质可分为糯性和非糯性两类。黑米外表墨黑，营养丰富，食用、药用的价值都非常高，素有"黑珍珠"和"世界米中之王"的美誉。最具代表性的是陕西洋县黑米。

黑米主要营养素含量（每100g）													
食物名称	可食部分(%)	水分(g)	能量(kcal)	蛋白质(g)	脂肪(g)	碳水化合物(g)	膳食纤维(g)	维生素B$_1$(mg)	维生素B$_2$(mg)	烟酸(mg)	维生素E(mg)	钠(mg)	钙(mg)	铁(mg)
黑米	100	14.3	333	9.1	2.5	68.3	3.9	0.33	0.13	7.9	0.2	7.1	12	1.6

食物搭配要点

✓ **黑米 + 大米**　黑米中含有的叶绿素、花青素等营养物质，锰、锌、铜等矿物质含量也比大米高，而大米则是B族维生素的主要来源，二者搭配食用，更能提高主食的营养价值。

✓ **黑米 + 牛奶**　黑米中的花青素具有抗衰老的作用，与牛奶中的优质蛋白质结合，可使营养更为全面，且能达到延缓衰老、美容养颜的效果。

✓ **黑米 + 红豆**　黑米、红豆中都含有膳食纤维和钾、镁等矿物质，二者同食，可减缓淀粉的消化速度，控制血糖指数，且有利于控制血压，减少患心脑血管疾病的风险。

营养专家说

黑米的营养价值高于普通的大米，具有很好的滋补作用，最适宜孕妇、产后血虚、贫血、病后体虚、须发早白者食用，以每餐食用100克为宜。但是黑米的米粒外部有一坚韧的种皮包裹，不易煮烂，因此消化不良、脾胃虚弱的老人或幼儿尽量少食或不食，病后消化能力弱的人也不宜急于吃黑米。

黑米可用来煮粥、蒸饭，做前最好先浸泡一夜，这样有利于营养成分的充分溶出。此外，黑米还可以磨粉做成黑米糕等小点心；糯性黑米可以磨粉做成汤圆、糍粑等；也可将黑米酿酒，用于滋养身体，延年益寿。

小麦

小麦是一种在世界各地广泛种植的植物，小麦的颖果是人类的主食之一。颖果经过研磨后就是我们日常食用的面粉。小麦的品类繁多，根据季节的不同有冬麦和春麦；根据麦壳的硬度可分为硬麦和软麦。硬麦含的蛋白质较高，主要用于制作面包和面食；软麦含的蛋白质稍低，主要用于做蛋糕和糕饼。

小麦的营养价值很高，其中小麦胚芽是营养素最集中的部位，所以，经过加工的小麦面粉营养价值会大大降低。不过由于食用的量比较大，所以也是人们获得营养素的一个主要来源。

小麦主要营养素含量（每100g）										
食物名称	可食部分(%)	水分(g)	能量(kcal)	蛋白质(g)	碳水化合物(g)	膳食纤维(g)	维生素B_1(mg)	维生素B_2(mg)	维生素E(mg)	钠(mg)	铁(mg)
小麦	100	14.3	352	12	76.1	10.2	0.48	0.14	1.91	107.4	5.9

🌀 食物搭配要点

✓ **小麦 + 大豆**　小麦中蛋白质的赖氨酸含量不足，蛋氨酸含量较丰富；而大豆中的蛋白质含蛋氨酸低，赖氨酸、色氨酸含量却较高，二者同食，可提高蛋白质的营养价值。

✓ **小麦 + 牛肉**　小麦蛋白质中赖氨酸含量不足，牛肉中蛋白质的赖氨酸含量丰富，并且荤素搭配更加有利于营养的均衡与吸收。

✕ **小麦 + 枇杷**　小麦中的蛋白质与枇杷中的苹果酸结合会生成有机酸，如果有机酸达到一定的含量，会导致腹痛。

🌀 营养专家说

一般人群均可食用小麦。麸皮中含有磷、钾等多种矿物质和丰富的膳食纤维，适宜便秘、大肠癌、乳腺癌等患者食用。此外，心血不足所致的失眠多梦、心悸不安、更年期综合征、体虚、盗汗、自汗、多汗等患者也适宜食用。

小麦可研磨成面粉做馒头、包子、饼、面包、西点等面食；也可研磨脱皮成小麦米，用于煮粥、蒸饭；还可以将小麦发芽，酿成啤酒、威士忌等酒水；用麦芽制作饴糖、麦乳精等食品。

# 燕麦

燕麦，生长在海拔1000～2700米的高寒地区，属于上等杂粮。燕麦以种子是否带壳分为带稃型和裸粒型，即皮燕麦和裸燕麦。皮燕麦成熟后带壳，国外大多种植这种燕麦；裸燕麦成熟后不带壳，俗称油麦、莜麦，国产的燕麦大部分是这种油麦。我国内蒙古武川县是世界燕麦发源地之一，被誉为中国的"燕麦故乡"。

燕麦营养全面而合理，几乎没有其他谷物的主要缺点，是一种低糖、高营养、高能食物。

燕麦主要营养素含量（每100g）													
食物名称	可食部分(%)	水分(g)	能量(kcal)	蛋白质(g)	脂肪(g)	碳水化合物(g)	膳食纤维(g)	维生素B$_1$(mg)	维生素B$_2$(mg)	烟酸(mg)	维生素E(mg)	钠(mg)	钙(mg)	铁(mg)
燕麦	100	9.2	367	15	6.7	61.6	5.3	0.3	0.13	1.2	3.07	3.7	186	7

食物搭配要点

燕麦+小米 小米中的赖氨酸含量很低，而燕麦中的赖氨酸含量却很高，并且燕麦中还含有谷类食粮中均缺少的皂苷(人参的主要成分)，两种食物在一起可以营养互补。

燕麦+牛奶 牛奶中不含膳食纤维，而燕麦含有膳食纤维，二者同食有利于营养的互补、吸收和利用。

燕麦+南瓜 燕麦中欠缺维生素A和维生素C，而南瓜中富含维生素A和维生素C，可以补充燕麦的不足。

营养专家说

燕麦中富含高黏度的可溶性纤维，能增加饱腹感，延缓淀粉的消化吸收，稳定血糖，降低胆固醇，润肠通便，非常适宜脂肪肝、肥胖、糖尿病、习惯性便秘、高脂血症、高血压、动脉硬化、水肿等患者食用。但是燕麦不容易消化，所以食用燕麦食品要掌握"少量、经常"的原则，肠道敏感的人不宜吃太多，以免引起胀气、胃痛或腹泻等。

燕麦经加工可制成去壳破壁的燕麦米、燕麦粉，燕麦米可用来煮杂粮粥、蒸饭；燕麦粉可用来制作各种面食；燕麦也可加工成速食燕麦片，方便人们食用。

玉　米

　　玉米，又名苞米、棒子，是我国主要的粮食作物之一。玉米的种类有很多，按颜色区分有黄玉米、白玉米、黑玉米、糯玉米和彩色玉米；按品质区分有常规玉米、甜玉米、优质蛋白玉米和高油玉米等。其中优质蛋白玉米又称为高赖氨酸玉米，全籽粒赖氨酸的含量比常规玉米高80%以上。玉米是粗粮中的保健佳品，适当食用对人体的健康颇为有利。

玉米（黄）主要营养素含量（每100g）														
食物名称	可食部分(%)	水分(g)	能量(kcal)	蛋白质(g)	脂肪(g)	碳水化合物(g)	膳食纤维(g)	维生素A(μg)	维生素B$_1$(mg)	维生素B$_2$(mg)	烟酸(mg)	维生素E(mg)	钠(mg)	钙(mg)	铁(mg)
玉米	100	13.2	335	8.7	3.8	66.6	6.4	17	0.21	0.13	2.5	3.89	3.3	14	2.4

食物搭配要点

✓ 玉米 + 豆类　玉米含有的蛋白质中缺乏色氨酸，单一食用玉米易发生糙皮病，所以宜与豆类等富含色氨酸的食物搭配食用。

✓ 玉米 + 排骨　玉米蛋白质中的赖氨酸、色氨酸、蛋氨酸含量不足，排骨中这些营养素的含量很高，两者搭配，营养互补。

✗ 玉米 + 马铃薯　玉米和马铃薯同食会使体内吸收淀粉过多，从而导致体重增加，血糖上升，不利于高脂血症、糖尿病的病情控制。

营养专家说

　　玉米中亚油酸含量较高，与玉米胚芽中的维生素E协同作用，可降低血液胆固醇浓度并防止其沉积于血管壁，极适宜冠心病、动脉粥样硬化、高脂血症及高血压患者食用；玉米中的膳食纤维含量高，适宜习惯性便秘、肥胖者食用。但胃胀、尿失禁患者要谨慎食用。

　　玉米的食用方法也很多，新鲜的玉米可以蒸煮，也可以炖汤做菜等；加工成玉米面的玉米可以煮粥或做面食。但是街边小摊上的烤玉米，由于在烤制的过程中使用的明火温度过高，受热不均匀，会生成一些致癌物质。特别需要注意的是，玉米发霉后会产生致癌物质，因此，发霉的玉米绝对不能食用。

红薯

红薯，又名甘薯、白薯、地瓜、山芋等。按红薯薯心的颜色，红薯可分为红心红薯、白心红薯和紫心红薯三类。尤其是紫心红薯，它除了具有普通红薯的营养成分外，还富含硒元素和花青素，有抗氧化的作用。红薯在我国种植的地域很广泛，比较著名的产区有安徽泗县、河北卢龙和河南开封等地，其中安徽泗县号称"中国山芋之乡"。

食物名称	红薯主要营养素含量（每100g）															
	可食部分(%)	水分(g)	能量(kcal)	蛋白质(g)	脂肪(g)	碳水化合物(g)	膳食纤维(g)	维生素A(μg)	维生素B₁(mg)	维生素B₂(mg)	烟酸(mg)	维生素E(mg)	钠(mg)	钙(mg)	铁(mg)	维生素C(mg)
红薯	90	73.4	99	1.1	0.2	23.1	1.6	125	0.04	0.04	0.6	0.28	28.5	23	0.5	26

食物搭配要点

红薯 + 大米/面粉 红薯中含有β-胡萝卜素、维生素E和维生素C，赖氨酸更丰富，而大米、面粉中恰恰缺乏赖氨酸，二者同食有助于蛋白质互补。

红薯 + 燕麦 红薯蒸熟后，部分淀粉发生变化，膳食纤维会大量增加，与同样富含膳食纤维的燕麦同食，既能有效刺激胃肠蠕动，清除宿便，还能降低血脂、血压。

红薯 + 柿子 红薯中的糖分在胃内发酵，会使胃酸分泌增多，和柿子中的鞣质反应发生沉淀凝聚，形成胃结石，量多严重时可使肠胃出血或造成胃溃疡。

营养专家说

红薯营养丰富，易被人体所吸收，尤其适宜脾胃亏虚、营养不良、小儿疳积、癌症等患者食用；红薯中富含纤维素和果胶，适宜便秘、动脉硬化等患者食用。但是，红薯中含有"气化酶"，易引起烧心、反酸、腹胀排气等现象，所以一次不宜吃得过多，胃胀、胃溃疡、胃酸过多、腹痛及糖尿病患者更不宜多食。

红薯的食用方法很多，可以直接蒸、烤、炸；也可与米、面搭配煮粥，做糕点；又可作为菜品食用；还可以用红薯酿酒。

马铃薯

马铃薯，又名土豆、洋芋，在我国北方作为冬储食品之一，深受人们的喜爱。马铃薯的种类有很多，按口感可分为面口、脆口和全能口马铃薯；按马铃薯的颜色可分为紫色、红色、黑色、七彩马铃薯等。由于彩色马铃薯本身含有抗氧化成分，因此经过高温制作后仍保持着天然颜色。马铃薯能供给人体大量的热能，人只靠马铃薯和全脂牛奶就足以维持生命和健康，在欧美国家特别是北美，马铃薯早就成为第二主食。

马铃薯主要营养素含量（每100g）															
食物名称	可食部分(%)	水分(g)	能量(kcal)	蛋白质(g)	脂肪(g)	碳水化合物(g)	膳食纤维(g)	维生素A(μg)	维生素B₁(mg)	维生素B₂(mg)	烟酸(mg)	维生素E(mg)	钠(mg)	钙(mg)	铁(mg)	维生素C(mg)
马铃薯	94	79.8	76	2	0.2	16.5	0.7	5	0.08	0.04	1.1	0.34	2.7	8	0.8	27

食物搭配要点

✓ **马铃薯 + 全脂牛奶** 马铃薯中蛋白质、钙和维生素A的含量较低，而全脂牛奶正好相反，二者搭配食用可实现营养互补。

✓ **马铃薯 + 猪肉** 猪肉富含维生素B₁和锌，有助于马铃薯中糖类的代谢，二者搭配食用可为人体提供更多的能量，有消除疲劳的作用。

✗ **马铃薯 + 番茄** 马铃薯在胃里会产生大量的盐酸，而番茄在较强的酸性环境中会产生不溶于水的沉淀，容易导致消化不良。

营养专家说

马铃薯营养丰富，且易于消化吸收，特别适宜脾胃气虚、营养不良、胃及十二指肠溃疡及癌症患者食用。马铃薯属于高钾低钠食物，有利于高血压、动脉硬化和肾炎水肿患者的康复。

马铃薯的食用方法很多，可直接蒸、煮、烤、炸；也可和面粉一起做成马铃薯饼；还可以当做蔬菜食用，凉拌、炒、熘、炖、做汤均可；或者做成粉丝，凉拌或做汤，荤素皆宜。需注意的是，发芽的马铃薯有毒，所以有芽眼的部分应挖去，以免中毒。

山药

山药，又称薯蓣，作为药食两用的食品，深受人们喜爱。我国栽培的山药主要有普通的山药和田薯两大类。怀山药又称铁棍山药，是山药中的极品。山药营养价值很高，自古以来就被视为物美价廉的保健佳品。

山药主要营养素含量 （每100g）															
食物名称	可食部分(%)	水分(g)	能量(kcal)	蛋白质(g)	脂肪(g)	碳水化合物(g)	膳食纤维(g)	维生素A(μg)	维生素B₁(mg)	维生素B₂(mg)	烟酸(mg)	维生素E(mg)	钠(mg)	钙(mg)	铁(mg)	维生素C(mg)
山药	83	84.8	56	1.9	0.2	11.6	0.8	7	0.05	0.02	0.3	0.24	18.6	16	0.3	5

 食物搭配要点

 山药 + 南瓜 山药中的可溶性纤维能延迟排空胃内食物，控制饭后血糖升高，还能助消化，南瓜中含有微量元素和果胶等能促进人体胰岛素的正常分泌，二者搭配有利于稳定血糖。

✓ **山药 + 薏米** 薏米的碳水化合物很高，山药中的碳水化合物较少，两种食物搭配可以营养互补。

✗ **山药 + 碱性物质** 山药中的淀粉酶又叫消化素，能分解淀粉等物质，若与碱性物质相遇，则会抵消淀粉酶的作用，降低山药的营养价值。

 营养专家说

山药中含有黏蛋白、淀粉酶、皂苷、多酚氧化酶等营养物质，且利于脾胃的消化吸收，特别适宜病后虚弱、食少体倦、泄泻、肺虚、痰嗽、久咳、慢性肾炎等患者食用；山药的热量和碳水化合物含量低，几乎不含脂肪，极适宜肥胖、糖尿病患者食用。但是，山药有收敛作用，故大便干燥、有实邪者均不宜食用。

山药可以煲汤、做菜、煮粥，也可以磨粉做成山药红枣糕等各种小点心，还可以制成糖葫芦之类的小吃。不过，山药皮中所含的皂角素或黏液里含的植物碱会引起皮肤过敏而发痒，所以，处理山药时要避免与皮肤直接接触。

南瓜

南瓜，又名倭瓜，是葫芦科南瓜属的植物。南瓜品种类型很多，多数为晚熟品种，也有中、早熟类型的品种。从皮色上看也各有不同，有墨绿、黄红、橙红及绿皮上散生黄红斑点等多种。南瓜的口感好、营养高，不仅有较高的食用价值，而且有着不可忽视的食疗作用，深受人们的喜爱。

南瓜主要营养素含量（每100g）															
食物名称	可食部分(%)	水分(g)	能量(kcal)	蛋白质(g)	脂肪(g)	碳水化合物(g)	膳食纤维(g)	维生素A(μg)	维生素B₁(mg)	维生素B₂(mg)	烟酸(mg)	维生素E(mg)	钠(mg)	钙(mg)	铁(mg)	维生素C(mg)
南瓜	85	93.5	22	0.7	0.1	4.5	0.8	148	0.03	0.04	1.1	0.36	0.8	16	0.4	8

食物搭配要点

南瓜 + 大米 南瓜中的碳水化合物比较少，但维生素A的含量很高；大米中的碳水化合物含量很高，几乎没有维生素A，两者搭配可以相互补充不足。

南瓜 + 鸡蛋 南瓜中含有丰富的微量元素，可以帮助鸡蛋中的蛋白质和卵磷脂更好地吸收。

南瓜 + 番茄 南瓜在胃里会产生大量的盐酸，而番茄在较强的酸性环境中会产生不溶于水的沉淀，容易导致消化不良。

营养专家说

南瓜的营养元素比较均衡，一般人群都可以食用。南瓜中丰富的维生素A和果胶保护胃黏膜，适宜胃炎、胃及十二指肠溃疡患者食用；南瓜中所含的甘露醇有润肠通便的作用，对预防便秘、结肠癌有一定功效；另外，糖尿病、动脉硬化、痢疾及肥胖等患者和中老年人也宜食用。但南瓜性温，故胃热炽盛、温热气滞者要少吃，同时，患有脚气病、黄疸、下痢胀满等患者应当忌食。

南瓜的食用方法有很多，瓜肉可直接蒸、煮、炒、炖；也可与米搭配煮粥，蒸饭；还可与面搭配做南瓜饼等面食。南瓜的瓜籽也可炒制后食用。

白菜

白菜，是我国的传统蔬菜，栽培面积和消费量居各类蔬菜之首。白菜柔嫩的叶球、莲座叶或花茎均可食用。在我国北方的冬季，大白菜更是餐桌上的常客，有"冬日白菜美如笋"之说。白菜种类很多，北方常见的品种有山东胶州大白菜、北京青白、天津绿、东北大矮白菜、玉田大白菜等。

白菜中含有大量的膳食纤维，可以促进肠胃蠕动，帮助消化。白菜富含维生素C和锌、硒、钼等矿物质，对增强免疫力，防癌抗癌有益。

白菜主要营养素含量（每100g）															
食物名称	可食部分(%)	水分(g)	能量(kcal)	蛋白质(g)	脂肪(g)	碳水化合物(g)	膳食纤维(g)	维生素A(μg)	维生素B₁(mg)	维生素B₂(mg)	烟酸(mg)	维生素E(mg)	钠(mg)	钙(mg)	铁(mg)	维生素C(mg)
白菜	92	93.6	21	1.7	0.2	3.1	0.6	42	0.06	0.07	0.8	0.92	89.3	69	0.5	47

食物搭配要点

✓ **白菜 + 含碘食物** 白菜中含有少量的、会引起甲状腺肿大的物质，不利于碘的吸收，而食用一定量的海藻、海鱼等含碘丰富的食物，可以补充碘的不足。

✓ **白菜 + 肉类** 白菜含膳食纤维，和肉类搭配食用，不仅能促进肉中蛋白质的吸收，还能使肉类消化后的废弃物顺利排出体外，减少肠胃疾病的发生。

✓ **白菜 + 醋** 醋可以使白菜中的钙、磷、铁等矿物质分解出来，从而有利于人体吸收。

营养专家说

一般人群均可食用白菜，尤其适宜慢性习惯性便秘、伤风感冒、肺热咳嗽、喉炎、心烦口渴、腹胀、肥胖及发热等患者食用。另外，白菜中有一些微量元素能帮助分解雌激素，起到预防乳腺癌的作用。但白菜性微寒，脾胃虚寒、腹泻等患者不宜生食。

白菜可凉拌、榨汁，也可炖、炒、熘以及做馅、做汤。

菠 菜

菠菜，又名波斯菜、菠棱、赤根菜、鹦鹉菜，属藜科菠菜属。原产波斯，现在我国各地均有种植。菠菜属于一年生草本植物，植物高可达1米，根圆锥状，带红色，较少为白色，叶戟形至卵形，鲜绿色，全缘或有少数牙齿状裂片。菠菜的种类很多，按种子形态可分为有刺种与无刺种两个变种。

菠菜含有丰富的营养物质，有"营养模范生"的美誉。一起来看看它的营养价值吧！

菠菜主要营养素含量（每100g）															
食物名称	可食部分(%)	水分(g)	能量(kcal)	蛋白质(g)	脂肪(g)	碳水化合物(g)	膳食纤维(g)	维生素A(μg)	维生素B₁(mg)	维生素B₂(mg)	烟酸(mg)	维生素E(mg)	钠(mg)	钙(mg)	铁(mg)	维生素C(mg)
菠菜	89	91.2	24	2.6	0.3	2.8	1.7	487	0.04	0.11	0.6	1.74	85.2	66	2.9	32

食物搭配要点

菠菜
+
生姜

菠菜能促进胰岛素分泌，有助于降低血糖；生姜中姜酮醇能够缓解血糖升高。二者同食可预防糖尿病。

菠菜
+
茄子

菠菜和茄子都富含维生素E，可增强血管壁弹性，防止硬化和破裂，预防中风、冠心病等心脑血管疾病的发生。

菠菜
+
动物肝脏、蛋黄

动物肝脏、蛋黄等食物中均含有丰富的铁质，不宜与未焯过水的生菠菜同吃，因为生菠菜中的膳食纤维与草酸都会影响人体对铁的吸收。

营养专家说

菠菜所含的营养物质非常丰富，非常适合正在长身体的儿童、青少年和体弱牙松的老年人食用，有贫血、头晕和习惯性便秘者也宜多食。但便稀、腹泻或患有肠胃疾病的人不宜多食，患有肾炎、肾结石或肾功能不全者忌食。需要注意的是，菠菜中的草酸含量也很高，草酸是一种矿物质吸收利用的拮抗物。因此在烹制菠菜前，最好用开水将其焯一下，就可以避免摄入过多的草酸。

菠菜一般用来凉拌、清炒、与其他菜混炒或做汤喝。

油 菜

油菜，又叫青菜、油白菜，属十字花科植物，原产于我国，在全国各地均有种植。其茎颜色深绿，帮如白菜，属十字花科白菜变种，花朵为黄色。油菜性微寒，味甘，归肺、胃、大肠三经。我国目前栽培的油菜可分为三大类型：白菜型、芥菜型、甘蓝型。最常见的就是白菜型，又分为北方小油菜和南方油白菜两种。

油菜质地脆嫩，略有苦味，含有多种营养素。其招牌营养素含量及其食疗价值可称得上诸种蔬菜中的佼佼者。

油菜主要营养素含量（每100g）															
食物名称	可食部分(%)	水分(g)	能量(kcal)	蛋白质(g)	脂肪(g)	碳水化合物(g)	膳食纤维(g)	维生素A(μg)	维生素B₁(mg)	维生素B₂(mg)	烟酸(mg)	维生素E(mg)	钠(mg)	钙(mg)	铁(mg)	维生素C(mg)
油菜	87	92.9	23	1.8	0.5	2.7	1.1	103	0.04	0.11	0.7	0.88	55.8	108	1.2	36

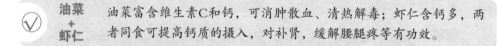

食物搭配要点

✓	油菜＋虾仁	油菜富含维生素C和钙，可消肿散血、清热解毒；虾仁含钙多，两者同食可提高钙质的摄入，对补肾，缓解腰腿疼等有功效。
✓	油菜＋香菇	油菜与香菇均含有丰富的纤维素，二者搭配食用，不仅可以调理机体，达到润肤养颜、抗衰老的作用，还能润肠通便，减少脂肪的吸收，达到减肥的效果。
✕	油菜＋猪肝	油菜含有丰富的维生素C，猪肝含有大量的矿物质，两者搭配在一起，维生素C会被矿物质氧化，而失去功效，降低两种食材的营养价值。

营养专家说

《滇南本草》称油菜"主消痰，止咳嗽，利小便，清肺热"。可见油菜对感冒有预防和辅助食疗的作用。此外，油菜可以促进皮肤细胞代谢，防止皮肤粗糙及色素沉着。油菜含有丰富的膳食纤维，能促进肠胃蠕动，帮助人体排出毒素。因此，女性产后瘀血，患有丹毒、肿痛、脓疮的人宜多吃。但患有麻疹的小儿忌食，患有脚气和有狐臭的人最好少吃。

油菜经常用来炒食和做汤，味道均佳。

全家人的营养书

韭 菜

韭菜，又名起阳草、壮阳草、草钟乳、懒人菜、扁菜等，属百合科多年生草本植物。韭菜适应性强，抗寒耐热，在全国各地均有种植。韭菜具有特殊强烈气味，叶基生，条形，扁平。韭菜的叶、花薹和花均作蔬菜食用；种子等可入药，具有补肾、健胃、提神、止汗固涩等功效。

韭菜的主要营养成分是维生素C和丰富的纤维素，可以促进肠道蠕动，预防大肠癌的发生。在中医里，有人把韭菜称为"洗肠草"。为什么这么说？看看它的营养成分表吧！

韭菜主要营养素含量（每100g）															
食物名称	可食部分(%)	水分(g)	能量(kcal)	蛋白质(g)	脂肪(g)	碳水化合物(g)	膳食纤维(g)	维生素A(μg)	维生素B₁(mg)	维生素B₂(mg)	烟酸(mg)	维生素E(mg)	钠(mg)	钙(mg)	铁(mg)	维生素C(mg)
韭菜	90	91.8	26	2.4	0.4	3.2	1.4	235	0.02	0.09	0.8	0.96	8.1	42	1.6	24

食物搭配要点

韭菜 + 鸡蛋 韭菜和鸡蛋搭配在一起，可以起到补肾、行气、止痛的作用，对阳痿、尿频、肾虚、痔疮、胃病等多种疾病有一定的辅助食疗作用。

韭菜 + 猪肝 韭菜和猪肝搭配，不仅可以杀菌、助消化、促进营养素吸收，还具有益血补肝、明目等功效，非常适用于贫血、慢性肝炎等患者食用。

韭菜 + 虾皮 韭菜中含有多种维生素，虾皮中含有丰富的钙，两者相遇，会破坏人体对钙的吸收利用，同时维生素也被消耗掉。

营养专家说

韭菜能温中下气，补肾壮阳，适宜阳痿、遗精、早泄等男性患者常食。韭菜含有大量的维生素和膳食纤维，能增进胃肠蠕动，且生吃味道辛辣，有增进食欲和行血的作用，有习惯性便秘、痔疮、直肠癌及肝肾功能不佳者宜多吃。体质燥热者、眼疾患者以及有口臭的人要少吃；胃肠虚弱、消化不良的人忌吃。

韭菜用来炒、拌都可以，经常被切碎做馅料。

生 菜

　　生菜，是叶用莴苣的俗称，又称包生菜、鹅仔菜、莴仔菜，属菊科莴苣属。为一年生或二年生草本作物，叶长倒卵形，密集成甘蓝状叶球，可生食，脆嫩爽口，略甜。原产于欧洲地中海沿岸，后来传入我们东南沿海，近年来，生菜也由宾馆、饭店进入寻常百姓的餐桌。

　　生菜营养含量丰富，含有大量萝卜素、维生素B₁、维生素B₆、维生素C、膳食纤维素和微量元素，如镁、磷、钙及少量的铁、铜、锌。增强蛋白质和脂肪的消化与吸收，改善肠胃的血液循环。

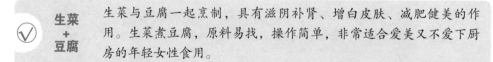

生菜主要营养素含量（每100g）															
食物名称	可食部分(%)	水分(g)	能量(kcal)	蛋白质(g)	脂肪(g)	碳水化合物(g)	膳食纤维(g)	维生素A(μg)	维生素B₁(mg)	维生素B₂(mg)	烟酸(mg)	维生素E(mg)	钠(mg)	钙(mg)	铁(mg)	维生素C(mg)
生菜	94	95.8	13	1.3	0.3	1.3	0.7	298	0.03	0.06	0.4	1.02	32.8	34	0.9	13

食物搭配要点

✓ **生菜 + 豆腐**　生菜与豆腐一起烹制，具有滋阴补肾、增白皮肤、减肥健美的作用。生菜煮豆腐，原料易找，操作简单，非常适合爱美又不爱下厨房的年轻女性食用。

✓ **生菜 + 海带**　生菜和海带凉拌，加一些彩椒丝，不仅颜色缤纷，增加食欲，还能促进铁的吸收，营养加倍。

营养专家说

　　生菜性味甘凉，因其茎叶中含有莴苣素，故味微苦，有清热提神、镇痛催眠、降低胆固醇等功效。因此，有失眠症状、神经衰弱和胆固醇高的人可经常食用。《日用本草》中记载生菜："解热毒，消酒毒，止渴，利大小肠。"故便秘、肝病、胆结石患者和正在减肥的人适当吃一些生菜，可以起到辅助食疗的作用，但尿频者和胃寒的人最好少吃。

　　生菜可炒、涮、拌，也可以蘸酱生吃。

黄瓜

黄瓜，又名胡瓜、青瓜，花瓜、刺瓜，属于葫芦科属植物。黄瓜原产地欧洲地中海沿岸，现在在中国各地普遍栽培，但广泛种植于温带和热带地区。因为黄瓜喜温暖，不耐寒冷，为主要的温室产品之一。黄瓜果实颜色呈油绿或翠绿，表面有柔软的小刺。

黄瓜富含多种营养物质和具有多种功效，其中最显著的当属它的减肥功效，因其超低热量深受喜爱。而且因为富含维生素C，也是一种很好的美容产品哟！

黄瓜主要营养素含量（每100g）															
食物名称	可食部分(%)	水分(g)	能量(kcal)	蛋白质(g)	脂肪(g)	碳水化合物(g)	膳食纤维(g)	维生素A(μg)	维生素B$_1$(mg)	维生素B$_2$(mg)	烟酸(mg)	维生素E(mg)	钠(mg)	钙(mg)	铁(mg)	维生素C(mg)
黄瓜	92	95.8	15	0.8	0.2	2.4	0.5	15	0.02	0.03	0.2	0.46	4.9	24	0.5	9

食物搭配要点

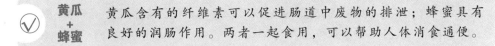

✓ **黄瓜 + 蜂蜜** 黄瓜含有的纤维素可以促进肠道中废物的排泄；蜂蜜具有良好的润肠作用。两者一起食用，可以帮助人体消食通便。

✓ **黄瓜 + 鱿鱼** 黄瓜含有膳食纤维，鱿鱼含有牛磺酸，两者一起食用，有助于降低人体的胆固醇，强化心脏、肝脏的功能。

✓ **黄瓜 + 黑木耳** 黄瓜与黑木耳搭配食用，不仅能补虚养血、平衡人体营养，还可以减肥瘦身，是减肥人士的辅助食疗佳品。

营养专家说

黄瓜性寒，味苦、甘，归胃、肠经，具有除热、利水利尿、清热解毒的功效，是清热、泻火的食疗佳品，可以缓解烦渴、咽喉肿痛、烫火伤等病症，感冒、发热、中暑者宜吃；黄瓜还具有美容和减肥效果，爱美的女性、肥胖人士宜多食；但是脾胃虚寒、呕吐或腹泻的人，慢性支气管炎患者和女性月经前后最好少吃。

黄瓜可以炒、涮、拌，也可以蘸酱生吃。黄瓜的缺点是维生素含量较少，因此吃黄瓜的同时最好搭配些其他蔬菜和水果。

冬瓜

冬瓜，别名白瓜、枕瓜，是葫芦科冬瓜属一年生蔓生或架生草本植物。冬瓜主要分布于亚洲其他热带、亚热带地区，中国各地均有栽培。冬瓜的果实呈长圆柱状或近球状，有硬毛和白霜，长约25厘米×60厘米，径约10厘米×25厘米。冬瓜果实除作蔬菜外，也可浸渍为各种糖果；果皮和种子可药用，有消炎、利尿、消肿的作用。

冬瓜性微寒，味甘、淡，归肺、大肠、小肠、膀胱经。冬瓜包括果肉、瓤和籽，含有丰富的的蛋白质、碳水化合物、维生素以及矿物质等营养成分。

冬瓜主要营养素含量（每100g）															
食物名称	可食部分(%)	水分(g)	能量(kcal)	蛋白质(g)	脂肪(g)	碳水化合物(g)	膳食纤维(g)	维生素A（μg）	维生素B$_1$(mg)	维生素B$_2$(mg)	烟酸(mg)	维生素E(mg)	钠(mg)	钙(mg)	铁(mg)	维生素C(mg)
冬瓜	80	96.6	11	0.4	0.2	1.9	0.7	13	0.01	0.01	0.3	0.08	1.8	19	0.2	18

食物搭配要点

冬瓜+鸡肉 冬瓜与鸡肉搭配在一起，既可以补中益气、清热利尿、消肿减肥，又可以排毒养颜、润泽肌肤。

冬瓜+口蘑 冬瓜与口蘑搭配同食，不仅可以利尿消肿、清热解毒，还可以养胃、补脾，极大地增强人体机能，改善体质。

营养专家说

冬瓜水分含量较高，含钠量低，能利水消肿，还能消减体内多余脂肪。因此，冬瓜是肾病、水肿病患者及肥胖者的理想蔬菜。冬瓜中的膳食纤维可以刺激肠道蠕动，使肠道中积存的有毒物质尽快排出体外，便秘及痔疮患者也宜食。身体虚弱或久病不愈者、手足冰冷和阴虚火旺的人最好少食或不食冬瓜。

冬瓜用炒、蒸、炖都可以，入汤粥风味独特。需要注意的是，冬瓜保存时不要去皮，直接用保鲜膜包好放入冰箱冷藏，这样可以避免营养的大量流失。

苦瓜

苦瓜，又称凉瓜、君子菜、癞葡萄等，葫芦科属植物。苦瓜原产于印度，广泛栽培于世界热带到温带地区，中国南北方均普遍栽培。果实纺锤形或圆柱形，多瘤皱，成熟后橙黄色。种子呈长圆形，两面有刻纹。

苦瓜性寒，归心、脾、肺经，果味甘苦，主作蔬菜。苦瓜的成熟果肉和假种皮也可食用，根、藤及果实入药，有清热解毒的功效。

苦瓜主要营养素含量（每100g）															
食物名称	可食部分(%)	水分(g)	能量(kcal)	蛋白质(g)	脂肪(g)	碳水化合物(g)	膳食纤维(g)	维生素A(μg)	维生素B_1(mg)	维生素B_2(mg)	烟酸(mg)	维生素E(mg)	钠(mg)	钙(mg)	铁(mg)	维生素C(mg)
苦瓜	81	93.4	19	1	0.1	3.5	1.4	17	0.03	0.03	0.4	0.85	2.5	14	0.7	56

食物搭配要点

苦瓜 + 瘦肉　苦瓜中的维生素C与瘦肉中的铁搭配食用，可以促进人体吸收铁，使脸色红润，增强体力，促进生长发育。

苦瓜 + 鸡蛋　苦瓜和鸡蛋是"明星搭档"，一起食用可以提供全面的营养，发挥互补作用。

苦瓜 + 排骨　苦瓜中草酸含量比较高，容易与排骨中的钙生成草酸钙，影响人体对钙的吸收，降低苦瓜与排骨的营养价值。

营养专家说

《滇南本草》中记载，苦瓜"泻六经实火，清暑益气，止烦渴。"苦瓜可以清暑热，还可以用于肝火上炎、目赤疼痛等症，中暑发热者宜多食；苦瓜所含的特殊营养成分还具有降血糖和清除体内有害物质，防癌抗癌的作用，是糖尿病人群、癌症患者的理想食品。

苦瓜性寒，身体虚弱、畏寒者、经期女性、孕妇、脾虚及胸闷者宜少吃。烹调苦瓜以大火快炒或凉拌的方式最好。苦瓜烹制入菜之前，最好将其放入开水中焯一下，以去除过多的草酸。

丝 瓜

丝瓜，别名菜瓜、水瓜、布瓜、元罗、锦瓜，是原产于印度的一种葫芦科植物，在东亚地区被广泛种植。我国各地均有分布和栽培。丝瓜根系强大，茎蔓性，易生不定根。

丝瓜性凉，味甘，归肺、肝、大肠、胃经，有清凉、利尿、活血、通经、解毒之效。丝瓜为夏季蔬菜，所含各类营养在瓜类食物中较高，含有大量的维生素、矿物质、植物黏液、木糖胶等物质，是祛斑、增白、去除皱纹的天然美容剂。成熟时里面的网状纤维称丝瓜络，可代替海绵洗刷灶具及家具。

丝瓜主要营养素含量（每100g）															
食物名称	可食部分(%)	水分(g)	能量(kcal)	蛋白质(g)	脂肪(g)	碳水化合物(g)	膳食纤维(g)	维生素A(μg)	维生素B₁(mg)	维生素B₂(mg)	烟酸(mg)	维生素E(mg)	钠(mg)	钙(mg)	铁(mg)	维生素C(mg)
丝瓜	83	94.3	20	1	0.2	3.6	0.6	15	0.02	0.04	0.4	0.22	2.6	14	0.4	5

食物搭配要点

✓ **丝瓜 + 鸡蛋**　丝瓜和鸡蛋一起吃，可以滋肺、补肾，还可以使肌肤润泽健美。

✓ **丝瓜 + 毛豆**　丝瓜与毛豆一起食用，可以清热祛痰，防止便秘、口臭。

✗ **丝瓜 + 竹笋**　丝瓜中的类胡萝卜素遇到竹笋中的生物活性物质，会被破坏，降低营养价值。

营养专家说

中医认为丝瓜有清热的功能，并能清肺化痰，对慢性支气管炎、咳嗽或咽喉肿痛均有一定效果；丝瓜性凉，有凉血、解毒的作用，体质燥热、有发热症状者和经常便秘者宜食，夏天用丝瓜煮汤或是炒菜，可以起到去暑热、烦闷、止渴的作用。但脾胃虚弱，容易腹泻者和体质较弱的老年人最好少食或不食。

丝瓜可用来炒、炖、煮以及做汤。烹制丝瓜时，最好去皮，尽量清淡，少油、少盐、少调料，可以最大限度地保留丝瓜的天然营养。

青椒

青椒，又名大椒、灯笼椒、柿子椒，因能结甜味浆果，又叫甜椒、菜椒，和红色辣椒统称为辣椒。青椒原产中南美洲热带地区，于100多年前引入中国，现全国各地普遍栽培。青椒为植物界茄科属植物，一年生或多年生草本植物，特点是果实较大，辣味较淡甚至根本不辣，作蔬菜食用而不作为调味料。

青椒翠绿鲜艳，新培育出来的品种还有红、黄、紫等多种颜色，因此不但能自成一菜，还被广泛用于配菜。中国青椒含有丰富的维生素c，适合高血压、高脂血症的人群食用。

青椒主要营养素含量（每100g）															
食物名称	可食部分(%)	水分(g)	能量(kcal)	蛋白质(g)	脂肪(g)	碳水化合物(g)	膳食纤维(g)	维生素A(μg)	维生素B$_1$(mg)	维生素B$_2$(mg)	烟酸(mg)	维生素E(mg)	钠(mg)	钙(mg)	铁(mg)	维生素C(mg)
青椒	82	93	22	1	0.2	4	1.4	57	0.03	0.03	0.9	0.59	3.3	14	0.8	72

食物搭配要点

青椒 + 牛肉　青椒含有丰富的维生素C，牛肉含有蛋白质，二者结合可以预防黑斑、雀斑的生成，美白肌肤。牛肉炒青椒还可以提供丰富的营养，能够缓解疲劳，提高人体免疫力。

青椒 + 苦瓜　青椒与苦瓜同食，可以使人体吸收的营养更全面，而且还有美容养颜、瘦身健体的效果。

青椒 + 葵花子油　青椒与葵花子油一起炒食，会干扰营养物质的吸收，经常搭配食用，容易引起静脉曲张、瘀血与性欲降低。

营养专家说

中医认为，青椒性热，能够通过发汗而降低体温，并缓解肌肉疼痛，具有较强的解热镇痛和促进血液循环的作用，压力过大、容易疲劳、抵抗力弱或经常感冒的人宜多吃；青椒具有开胃消食、去腥解毒的作用，食欲不振、消化不良的人宜吃。但有溃疡、炎症、痔疮、咳喘、咽喉肿痛的人最好不吃。

青椒一般作为配菜，炒、煎、蒸都可以，腌制的青椒风味独特。

茄子

茄子，别名茄、落苏、伽子、吊菜子，属草本或亚灌木植物，高达1米。小枝多紫色，老时毛脱落。茄子的果实可供蔬食。根、茎、叶可入药，为收敛剂，有利尿之效，叶也可以作麻醉剂；种子为消肿药，也用为刺激剂，果生食可解食菌中毒。

茄子原产于亚洲热带，目前我国均有栽培。茄子分叶卵形或长圆状卵形，长6～18厘米，也就是有长茄子和圆茄子之分。无论是长茄子还是圆茄子，都含有大量的营养成分。

食物名称	可食部分(%)	水分(g)	能量(kcal)	蛋白质(g)	脂肪(g)	碳水化合物(g)	膳食纤维(g)	维生素A(μg)	维生素B₁(mg)	维生素B₂(mg)	烟酸(mg)	维生素E(mg)	钠(mg)	钙(mg)	铁(mg)	维生素C(mg)
茄子	93	93.4	21	1.1	0.2	3.6	1.3	8	0.02	0.04	0.6	1.13	5.4	24	0.5	5

茄子主要营养素含量（每100g）

食物搭配要点

√ 茄子 + 黄豆　茄子与黄豆一起食用，可通肠顺气、去燥消肿。

√ 茄子 + 肉　茄子与肉同食，可补血，稳定血压。另外，茄子含维生素P，有良好的防止微血管破裂作用，有效预防心血管疾病，对防治紫癜也有帮助。

✕ 茄子 + 胡萝卜　胡萝卜含有维生素C分解酶，会破坏茄子中的维生素C，从而降低两种食材的营养价值，起不到食疗保健的作用。

营养专家说

茄子中含有一些特殊物质，能抑制消化道肿瘤，有心血管疾病的人及胃癌、直肠癌患者也适合吃。茄子有活血消肿的作用，对高血压、动脉硬化、咯血、紫癜等均有一定食疗作用。但结核病患者在治疗期间最好不吃，另外有异位性皮炎、体质较弱和胃寒的人少吃。

茄子可供选择的烹调方式很多，蒸、炒、煮、凉拌等，都非常美味。

番茄

番茄，别名番茄、洋柿子、番柿，属茄科类植物。番茄原产南美洲，最初称为狼桃，目前在我国南北方均有广泛栽培。番茄的浆果呈扁球状或近球状，肉质软而多汁液，颜色多为桔黄色或鲜红色，表面光滑，种子黄色，夏秋二季为花期，但随着棚栽技术的普及，一年四季市场均有出售。

番茄性微寒，味甘、酸，归脾、胃经。据营养学家研究测定：每人每天食用50～100克鲜番茄，即可满足人体对多种维生素和矿物质的需要。可见番茄的营养多么全面，具体的主要营养素可见下表。

食物名称	番茄主要营养素含量（每100g）														
	可食部分(%)	水分(g)	能量(kcal)	蛋白质(g)	脂肪(g)	碳水化合物(g)	膳食纤维(g)	维生素A(μg)	维生素B$_1$(mg)	维生素B$_2$(mg)	烟酸(mg)	维生素E(mg)	钠(mg)	钙(mg)	铁(mg)	维生素C(mg)
番茄	97	94.4	19	0.9	0.2	3.5	0.5	92	0.03	0.03	0.6	0.57	5	10	0.4	19

食物搭配要点

✓	番茄 + 香菇	番茄含有类胡萝卜素，而香菇含有丰富的生物化学物质，二者同食，会破坏番茄所含的类胡萝卜素，使营养价值降低。
✓	番茄 + 蛋类	番茄和蛋类在一起食用，具有护肤、抗衰老、防病、促进血液循环等功效。
✗	番茄 + 黄瓜	番茄中含维生素C，而黄瓜中含有维生素C分解酶，一起吃可使番茄中的维生素C遭到破坏。

营养专家说

番茄可生津止渴，健胃消食，容易口干舌燥、食欲不振的人宜多食；番茄含有丰富的维生素和矿物质，对减少心脏病发作，防治高血压、动脉硬化也有帮助，这些患者也宜多食。但大便稀溏、腹胀者和痛经的女性最好不吃，或不能多吃。

番茄可生吃、炒、煮、拌的味道也非常美味。营养专家说，在烹制番茄时如果加一点醋会更好，这样可以破坏番茄中的有害物质，保护营养物质。

西蓝花

西蓝花，又称绿花椰菜，是十字花科芸苔属甘蓝种中以绿色花球为产品的一个变种。在我国南北方都有广泛的种植，已成为日常主要蔬菜之一。西蓝花中的维生素种类非常齐全，其他的营养元素也是同类蔬菜之首，所以西蓝花又被誉为"蔬菜皇冠"。

西蓝花的平均营养价值及防病作用名列众蔬菜之首，其丰富的类黄酮、维生素C、钾、叶酸、维生素A、镁、泛酸、铁和磷等营养素，可有效降低乳腺癌、直肠癌、胃癌、心脏病和中风的发病率，还有杀菌和防止感染的功效。

食物名称	可食部分(%)	水分(g)	能量(kcal)	蛋白质(g)	脂肪(g)	碳水化合物(g)	膳食纤维(g)	维生素A(μg)	维生素B$_1$(mg)	维生素B$_2$(mg)	烟酸(mg)	维生素E(mg)	钠(mg)	钙(mg)	铁(mg)	维生素C(mg)
西蓝花	83	90.3	33	4.1	0.6	2.7	1.6	1202	0.09	0.13	0.9	0.91	18.8	67	1	51

西蓝花主要营养素含量（每100g）

食物搭配要点

✓ **西蓝花 + 香菇** 二者的维生素含量都很高，脂肪的含量却很低，是"三高"患者保健的首选佳品。

✓ **西蓝花 + 海带** 西蓝花中含少量的致甲状腺肿的物质，需要通过摄入碘来中和，所以适宜与海带等含碘丰富的食物同食。

✗ **西蓝花 + 猪肝** 猪肝中含有丰富的铜、铁、锌等微量元素，西蓝花中含有大量的醛糖酸残基，同时食用能形成螯合物，影响人体对微量元素的吸收。

营养专家说

一般人群均可食用西蓝花，尤其适宜中老年人、儿童和脾胃虚弱、消化功能不强者食用。但西蓝花含有少量的硫苷，在某些条件下，硫苷会水解生成异硫氰酸盐，故而尿路结石及甲状腺功能低下患者忌食。

西蓝花的食用方法有很多，可焯水后凉拌或快炒，也可以做馅儿，但是不建议生食，烧煮和加盐时间也不宜过长，否则会破坏大量的维生素。

洋 葱

洋葱，又名圆葱、葱头，是百合科、葱属两年生草本植物。洋葱的种类有很多，根据其鳞茎的形状可分为扁球形、圆球形、卵圆形及纺锤形；根据皮色，可分为白皮、黄皮和紫皮三种。其中，紫皮洋葱的营养更好一些，相对于其他两个品种的洋葱味道更辛辣，葱蒜辣素含量更多，并且紫皮洋葱含有更多的槲皮素。

洋葱是一种很普通的家常菜，四季都有供应，深受人们的喜爱，在国外还被誉为"菜中皇后"。

食物名称	洋葱主要营养素含量（每100g）															
	可食部分(%)	水分(g)	能量(kcal)	蛋白质(g)	脂肪(g)	碳水化合物(g)	膳食纤维(g)	维生素A(μg)	维生素B$_1$(mg)	维生素B$_2$(mg)	烟酸(mg)	维生素E(mg)	钠(mg)	钙(mg)	铁(mg)	维生素C(mg)
洋葱	90	89.2	39	1.1	0.2	8.1	0.9	3	0.03	0.03	0.3	0.14	4.4	24	0.6	8

食物搭配要点

✓ **洋葱+醋** 洋葱能够润肠通便，促进体内垃圾的排泄；醋中含有大量的氨基酸，二者搭配食用对营养的吸收会更好。

✓ **洋葱+瘦肉** 洋葱含有硫化丙烯，能提高维生素B$_1$在胃肠道的吸收率，与富含维生素B$_1$的瘦肉搭配食用最为适宜。

✗ **洋葱+蜂蜜** 蜂蜜中的有机酸、酶类，与洋葱中的含硫氨基酸共同作用，会刺激肠胃道而导致腹泻。

营养专家说

一般人均可食用洋葱，尤其是洋葱中的葱蒜辣素可刺激胃酸分泌，增进食欲，抗寒杀菌，适宜胃酸不足、消化不良、食欲不振、肠炎、痢疾等患者食用；硒和槲皮素能抑制癌细胞的活性、分裂和生长，适宜癌症患者食用；特有的前列腺素A有明显的降压作用，三高（高血压、高血糖、高血脂）、动脉硬化等心血管疾病患者宜食。但洋葱辛温，患有皮肤瘙痒性疾病、眼疾、胃炎、胃溃疡、热病的人应忌食。洋葱可直接生食；也可以和其他蔬菜搭配食用；还可以做饺子、包子的馅料食用。

莲藕

莲藕，又名藕，是一种药食同源的莲科植物根茎。常见的莲藕一般分为七孔藕与九孔藕，七孔藕淀粉含量较高，水分少，糯而不脆，适合煲汤、做藕泥等；九孔藕水分含量高，脆嫩、汁多，适合做凉拌菜或者是涮锅、炒菜。食用莲藕，要挑选外皮呈黄褐色，肉肥厚而白的，如果发黑，有异味，则不宜食用。

藕是一款冬令进补的保健食品，既可食用，又可药用，营养价值非常高。

莲藕主要营养素含量（每100g）															
食物名称	可食部分(%)	水分(g)	能量(kcal)	蛋白质(g)	脂肪(g)	碳水化合物(g)	膳食纤维(g)	维生素A(μg)	维生素B₁(mg)	维生素B₂(mg)	烟酸(mg)	维生素E(mg)	钠(mg)	钙(mg)	铁(mg)	维生素C(mg)
莲藕	80	79.8	76	2	0.2	16.5	0.7	5	0.08	0.04	1.1	0.34	2.7	8	0.8	27

食物搭配要点

✓ **莲藕 + 花生**　莲藕中含维生素C，花生则含维生素E，能防止皮肤老化。二者长期搭配食用可保持脸部有光泽，有益血生肌的功效。

✓ **莲藕 + 猪肉**　藕含有铜、铁、钾、锌、镁和锰等微量元素，可以与猪肉中的蛋白质结合，素荤搭配食用，可为人体提供丰富的营养成分，有健胃壮体的功效。

✗ **莲藕 + 黄豆**　莲藕中的膳食纤维会影响人体对黄豆中铁质的吸收，因此二者不能同食。

营养专家说

一般人群均可食用莲藕。莲藕含铁量较高，故对缺铁性贫血的病人颇为适宜；莲藕的含糖量不高，又含有大量的维生素C和膳食纤维，对于肝病、便秘、糖尿病等一切有虚弱之症的人都十分有益。莲藕中的维生素K有收缩血管和止血的作用，可防治出血症。但是莲藕微凉，故产妇、脾胃功能不佳者不宜生食。

莲藕微甜而脆，可直接生食，也可炒、炖、煲汤，还可与糯米、桂花一起做糯米藕等风味小吃，又可以深加工成藕粉，既富含营养，又易于消化，有养血止血、调中开胃之功效，实为老幼体虚者理想的营养佳品。

芹 菜

芹菜，属伞形科植物，有水芹、旱芹、西芹三种，也是一种药食同源的蔬菜。因旱芹香气较浓，芹菜油含量多，因此旱芹又被称为"药芹"。我们在市场上常见的芹菜主要有四种，即青芹、黄心芹、白芹和美芹，一般青芹和黄心芹味浓、较嫩；白芹味淡、不脆；美芹味淡，口感脆，可以根据需要来选择。

芹菜主要营养素含量（每100g）															
食物名称	可食部分(%)	水分(g)	能量(kcal)	蛋白质(g)	脂肪(g)	碳水化合物(g)	膳食纤维(g)	维生素A（μg)	维生素B₁(mg)	维生素B₂(mg)	烟酸(mg)	维生素E(mg)	钠(mg)	钙(mg)	铁(mg)	维生素C(mg)
芹菜	66	94.2	14	2.9	0.1	2.5	1.4	488	0.02	0.06	0.4	2.21	159	80	1.2	22

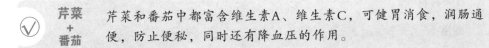

食物搭配要点

芹菜 + 番茄	芹菜和番茄中都富含维生素A、维生素C，可健胃消食，润肠通便，防止便秘，同时还有降血压的作用。
芹菜 + 核桃仁	芹菜中的膳食纤维有促进排便的作用，核桃仁中的维生素E可防止皮肤老化，有抗衰老的作用，二者搭配食用可润肤美容、养颜抗衰，对防治高血压和产后便秘亦有很好的食疗效果。

营养专家说

一般人都可以食用芹菜，尤其是芹菜中特有的挥发性成分——芹菜油，能促进食欲，改善食欲不振；芹菜中的膳食纤维对防治便秘、肠癌等有帮助；芹菜叶茎中的芹菜苷、佛手苷内酯和挥发油成分还能降血压、降血脂、防止动脉粥样硬化，是高血压、高脂血症及经常失眠、头痛等患者的理想食材。但需注意的是，芹菜性凉，故血压偏低、脾胃虚寒、经常腹泻的人应慎食。

芹菜生、熟食用均可，如可直接榨汁饮用，茎可以炒、焯水凉拌，做馅儿；芹菜叶子营养比茎还要高，不要扔掉，可以用来烙饼、做沙拉、做汤等。

胡萝卜

胡萝卜，别名红萝卜、黄萝卜等，是伞形科两年生草本植物。胡萝卜供食用的部分是肥嫩的肉质直根，肉质细密，质地脆嫩，有特殊的甜味，是备受人们喜爱的一种家常蔬菜。胡萝卜的品种很多，按色泽可分为红、黄、白、紫等数种，我国栽培最多的是红、黄两种。胡萝卜因其营养丰富，又有地下"小人参"之称。

食物名称	可食部分(%)	水分(g)	能量(kcal)	蛋白质(g)	脂肪(g)	碳水化合物(g)	膳食纤维(g)	维生素A(μg)	维生素B₁(mg)	维生素B₂(mg)	烟酸(mg)	维生素E(mg)	钠(mg)	钙(mg)	铁(mg)	维生素C(mg)
胡萝卜	96	89.2	37	1	0.2	7.7	1.1	488	0.04	0.03	0.6	0.41	71.4	32	1	13

胡萝卜主要营养素含量（每100g）

🌿 食物搭配要点

✓ **胡萝卜 + 肉类食物**　胡萝卜中的胡萝卜素为脂溶性物质，与富含脂肪的肉类食物搭配食用，可提高维生素A的吸收利用率。

✓ **胡萝卜 + 黄豆**　黄豆中丰富的蛋白质可以和胡萝卜的胡萝卜素结合，有利于骨骼的发育，是正处于生长发育阶段的儿童的理想食物。

✗ **胡萝卜 + 醋**　胡萝卜素易被酸性物质破坏，因此烹调时不要加醋。

✗ **胡萝卜 + 白萝卜**　胡萝卜含有抗坏血酸抑制酶，会破坏白萝卜中的维生素C，二者同食会降低营养价值。

🌿 营养专家说

一般人群均可食用，尤其是胡萝卜中富含β-胡萝卜素，在人体内可转化为维生素A，对防治夜盲症、眼干燥症、心血管疾病、肿瘤等都有显著功效；胡萝卜中含有的活性酶，生食可有效促进嘌呤的代谢，适宜痛风患者食用。另外，消化不良、久痢、小儿软骨病、营养不良等患者也宜经常食用，但体弱气虚者不宜多食。

胡萝卜可以生食，也可榨汁或做成果脯；但由于胡萝卜素是脂溶性的，建议加热食用，可以炒、炖、做馅儿；也可以与面粉一起做胡萝卜饼。

白萝卜

白萝卜，又称芦菔，十字花科萝卜属植物，是根茎类的主要蔬菜。白萝卜在饮食和中医食疗领域都有广泛应用，在我国民间有"小人参"之美称，《本草纲目》称之为"蔬中最有利者"，民间则有"萝卜上市、医生没事"，"冬吃萝卜夏吃姜，不要医生开药方"等谚语，这些都说明白萝卜确实是食疗佳品。白萝卜比较著名的产地有江浙地区、山东潍坊等。

白萝卜主要营养素含量（每100g）															
食物名称	可食部分(%)	水分(g)	能量(kcal)	蛋白质(g)	脂肪(g)	碳水化合物(g)	膳食纤维(g)	维生素A(μg)	维生素B$_1$(mg)	维生素B$_2$(mg)	烟酸(mg)	维生素E(mg)	钠(mg)	钙(mg)	铁(mg)	维生素C(mg)
白萝卜	95	93.4	20	0.9	0.1	4	1	3	0.02	0.03	0.3	0.92	91.8	36	0.5	21

食物搭配要点

白萝卜 + 肉类食物 （✓）
肉类食物中蛋白质、脂肪的含量都很高，白萝卜中的淀粉酶及多种消化酵素可以使蛋白质和脂肪得到更好的吸收和利用。

白萝卜 + 豆腐 （✓）
豆腐富含植物蛋白，脾胃功能弱的人多食会引起消化不良，而白萝卜有很强的助消化能力，同煮可使人体更好地吸收豆腐的营养。

白萝卜 + 黑木耳 （✗）
二者同食对某些特殊敏感性体质的人，容易引起过敏性皮炎。

营养专家说

一般人群均可食用白萝卜，尤其是白萝卜含有的芥子油、淀粉酶和粗纤维能促进消化，增强食欲，止咳化痰，最适宜食欲不振、腹胀、呕吐、呼吸道疾病等患者食用；白萝卜中的木质素能提高巨噬细胞的活力，吞噬癌细胞，也是肿瘤患者的理想食材。但是，白萝卜性寒凉，故脾虚泄泻者慎食或少食，胃溃疡、十二指肠溃疡、慢性胃炎、单纯甲状腺肿、先兆流产、子宫脱垂等患者则应忌食。

白萝卜略带辛辣味，可直接生食，也可炒、炖、烧、蒸、做馅、煲汤。

圆白菜

圆白菜，又名卷心菜、包菜等，学名结球甘蓝，是十字花科芸苔属的植物，为甘蓝的变种。圆白菜的种类有很多，按颜色可分为白色、绿色、紫色等，尤其是紫色圆白菜富含对人体健康有益的抗氧化剂，能够保护身体免受自由基的损伤，并能有助于细胞的更新。生圆白菜富含维生素C、维生素B₁、叶酸和钾，烹制后也含有丰富的维生素C、钾和叶酸，在世界卫生组织推荐的最佳食物中排名第三。

圆白菜主要营养素含量（每100g）															
食物名称	可食部分(%)	水分(g)	能量(kcal)	蛋白质(g)	脂肪(g)	碳水化合物(g)	膳食纤维(g)	维生素A(μg)	维生素B₁(mg)	维生素B₂(mg)	烟酸(mg)	维生素E(mg)	钠(mg)	钙(mg)	铁(mg)	维生素C(mg)
圆白菜	86	93.2	22	1.5	0.1	3.6	1	12	0.03	0.03	0.4	0.5	27.2	49	0.6	40

食物搭配要点

圆白菜 + 猪肉 圆白菜含膳食纤维和水分，可与猪肉中的优质蛋白质结合，有助于营养素的吸收和利用。

圆白菜 + 番茄 二者都富含维生素C，且番茄中还含有抗氧化剂——番茄红素，二者搭配食用可增强免疫功能，抗衰老，减少疾病的发生。

营养专家说

一般人群均可食用，尤其是圆白菜中含有的维生素U，能加速创面愈合，可辅助治疗消化道溃疡；叶酸则对巨幼细胞性贫血和胎儿畸形有很好的预防作用。另外，糖尿病、动脉硬化、胆结石、肥胖、贫血等患者也宜食。但由于圆白菜中的粗纤维较多，且质硬，故脾胃虚寒、泄泻以及小儿脾弱者不宜多食；腹腔和胸外科手术后、胃肠溃疡及其出血特别严重时，及皮肤瘙痒性疾病、眼部充血患者忌食。

圆白菜的食用方法有很多，可生食，如凉拌、做沙拉、榨汁等；也可熟食，如炒、炝、熘、做汤、做馅儿等。

莴笋

莴笋，又称青笋、莴苣，根据莴笋叶片形状可分为尖叶和圆叶两个类型，根据莴笋茎的色泽又有白笋、青笋和紫皮笋之分。我们挑选莴笋时，以茎叶鲜亮油绿、不枯焦、不抽苔、叶无斑点、腐烂等为佳。

莴笋含有丰富的营养成分，特别在叶中更高，所以从营养方面考虑，应改变吃莴笋茎不吃叶的习惯。

莴笋主要营养素含量（每100g）															
食物名称	可食部分(%)	水分(g)	能量(kcal)	蛋白质(g)	脂肪(g)	碳水化合物(g)	膳食纤维(g)	维生素A(μg)	维生素B$_1$(mg)	维生素B$_2$(mg)	烟酸(mg)	维生素E(mg)	钠(mg)	钙(mg)	铁(mg)	维生素C(mg)
莴笋	62	95.5	14	1	0.1	3.6	2.2	25	0.02	0.02	0.5	0.19	36.5	23	0.9	5

食物搭配要点

莴笋 + 黑木耳 莴笋和黑木耳都是高钾低钠的蔬菜，二者同食，对高血压、高脂血症、糖尿病、动脉硬化等有很好的预防和辅助治疗作用。

莴笋 + 芸豆 芸豆是高钙食物，而莴笋的根中含有一种菊酚，能够加强钙的吸收，两者同食就是补钙的绝妙搭档。

莴笋 + 奶酪 莴笋性凉，与油脂性食物奶酪同食，容易导致消化不良，引起腹痛、腹泻。

营养专家说

一般人群均可食用莴笋，尤其是莴笋中的乳状浆液和膳食纤维可刺激消化液的分泌，最适宜消化功能减弱、胃酸减少及便秘患者食用；莴笋中还含有一种芳烃羟化酶，能够分解亚硝胺等致癌物，可防治肝癌、胃癌；莴笋中的烟酸可改善糖代谢，能够预防糖尿病；莴笋中的铁元素很容易被人体吸收，常吃可以防治缺铁性贫血；莴笋是高钾低钠食物，对高血压和心脏病患者有很大的裨益。但莴笋性凉，故产妇不宜生食，寒性体质、脾胃虚寒、痛风、泌尿道结石、眼疾患者均应忌食。

莴笋茎可以拌、炒、烧、炝、做汤、煮粥或配料；莴笋叶可以凉拌、炝、炒。

韭黄

韭黄，也称韭芽、黄韭芽，俗称韭菜白，为韭菜经软化栽培变黄的产品。因不见阳光，不能进行光合作用，无法合成叶绿素，故其营养价值要逊于韭菜，但其含有大量维生素和粗纤维，可以把消化道中的头发、沙砾、金属屑甚至针包裹起来，随粪便排出体外，有"洗肠草"之称。选购韭黄时，要选不腐烂、不枯黄的，用手抓起时，叶片挺拔直立的最好；再检查切面，色泽鲜艳的较新鲜。昭化韭黄是四川省昭化镇特产，是其他地域韭黄难以与之媲美的，为中国地理标志保护产品。

韭黄主要营养素含量（每100g）															
食物名称	可食部分(%)	水分(g)	能量(kcal)	蛋白质(g)	脂肪(g)	碳水化合物(g)	膳食纤维(g)	维生素A(μg)	维生素B$_1$(mg)	维生素B$_2$(mg)	烟酸(mg)	维生素E(mg)	钠(mg)	钙(mg)	铁(mg)	维生素C(mg)
韭黄	88	93.3	22	2.3	0.2	2.7	1.2	43	0.03	0.05	0.7	0.34	6.5	25	1.7	15

食物搭配要点

✓ 韭黄 + 鸡蛋　　韭黄中含有丰富的多糖物质、维生素C，可以促进鸡蛋中蛋白质的吸收和利用，提高食物的营养价值。

✓ 韭黄 + 猪肉　　韭黄含有钙、磷、铁、胡萝卜素、维生素C等营养素，与猪瘦肉同炒食用，有很好的补钙作用。

✗ 韭黄 + 蜂蜜　　韭黄性辛温，含有大蒜辣素和硫化物，二者同食会降低营养价值。

营养专家说

一般人群均可以食用韭黄。尤其韭黄中丰富的膳食纤维是防治便秘、肠癌的佳品；韭黄中的挥发性精油及硫化物等特殊成分能散发出一种独特的辛香气味，可疏调肝气，增进食欲，非常适宜肝气郁结、食欲不振者食用；另外，如果产妇乳汁分泌不足，适量吃些韭黄，有助于促进乳汁分泌。但需要注意的是，韭黄性温、味辛，多食会上火，且不易消化，因此阴虚火旺、有眼病和胃肠虚弱的人不宜多食。

韭黄的食用方法有很多，可炒、炝、熘、做汤、做馅儿等。

蒜薹

蒜薹，又称蒜毫，是从抽薹大蒜中抽出的花茎，人们喜欢吃的蔬菜之一。蒜薹在我国分布广泛，南北各地均有种植。我国蒜薹的主要产地有河南省中牟县、山东省苍山、金乡两县和河北省大名县。挑选蒜薹时，以茎部白嫩，枝条浓绿，没有枯黄现象的为好。另外，建议用手指掐一下茎部，如果易断多汁，证明蒜薹很嫩。蒜薹有很好的功能保健蔬菜，具有多种营养功效。

蒜薹主要营养素含量（每100g）															
食物名称	可食部分(%)	水分(g)	能量(kcal)	蛋白质(g)	脂肪(g)	碳水化合物(g)	膳食纤维(g)	维生素A(μg)	维生素B$_1$(mg)	维生素B$_2$(mg)	烟酸(mg)	维生素E(mg)	钠(mg)	钙(mg)	铁(mg)	维生素C(mg)
蒜薹	82	88.9	37	2.1	0.4	6.2	1.8	47	0.11	0.08	0.5	0.81	5.1	29	1.4	35

食物搭配要点

蒜薹 + 生菜　蒜薹是高钾低钠的蔬菜，生菜中的膳食纤维等营养物质含量很高，两者搭配食用，可以降压、降脂，预防动脉硬化。

蒜薹 + 猪瘦肉　蒜薹富含膳食纤维、多种维生素和矿物质，有利于增加肠蠕动，和富含的蛋白质的猪肉同炒，不仅使营养更加全面，而且有利于蒜薹中维生素和矿物质的吸收。

蒜薹 + 蜂蜜　蒜薹中含有大量的大蒜素，与蜂蜜同食可能会导致腹痛、腹泻。

营养专家说

一般人群均可食用蒜薹，尤其蒜薹外皮含有大量的粗纤维可刺激大肠排便，最适宜便秘患者食用；蒜薹中的辣素、大蒜素、大蒜新素可以抑制多种细菌的生长繁殖，对预防流感、防止伤口感染和驱虫有一定功效；蒜薹中的维生素C具有明显的降血脂作用，并可防止血栓的形成，适宜冠心病、动脉硬化、高脂血症等患者经常食用。不过，消化能力不佳的人最好少食蒜薹。

蒜薹可炒食，或做配料，不宜烹制得过烂，以免辣素被破坏，杀菌作用降低。

苹果

苹果是一种常见的水果，味甜，口感爽脆，且富含丰富的营养，是世界四大水果之冠。苹果的果实成熟后，一般表现为不同程度的红色、绿色和黄色。我国是苹果生产大国，主要品种有甘肃天水花牛、陕西洛川富士、山东红星、山西万荣等。

苹果性味温和，是所有蔬果中营养价值最接近完美的一种，而且其营养成分可溶性大，易被人体吸收，故有"活水"之称。

苹果主要营养素含量（每100g）														
食物名称	可食部分(%)	水分(g)	能量(kcal)	蛋白质(g)	脂肪(g)	碳水化合物(g)	膳食纤维(g)	维生素A(μg)	维生素B$_1$(mg)	维生素B$_2$(mg)	烟酸(mg)	维生素E(mg)	钠(mg)	钙(mg)	铁(mg)	维生素C(mg)
苹果	76	85.9	52	0.2	0.2	8.5	1.2	3	0.06	0.02	0.2	2.12	1.6	4	0.6	4

食物搭配要点

苹果 + 洋葱 ✓
苹果和洋葱都含有黄酮类天然抗氧化剂，同食可保护心脏。

苹果 + 鱼、肉、蛋等酸性食物 ✓
苹果是碱性食物，鱼、肉、蛋等是酸性食物，同食可以迅速中和体内过多的酸性物质，维持酸碱平衡，增强体力和抗病能力。

苹果 + 牛奶 ✗
苹果中的果酸遇到牛奶中的蛋白质会生成不易消化的沉淀物，导致消化不良，严重者还会出现结石。

营养专家说

一般人群均可食用苹果，尤其是苹果中的膳食纤维、鞣酸、果胶、钾等营养成分具有通便、止泻、降低胆固醇等功效，适宜胃炎、便秘、腹泻、结肠炎、肥胖、动脉硬化、三高等患者食用；苹果富含锌，最适宜儿童和中老年人食用。但如果是胃寒、脾胃虚弱、白细胞减少症、溃疡性结肠炎等患者不宜食用生苹果，糖尿病患者宜少吃，可适当吃些酸味苹果。

苹果可直接生食、做沙拉、榨汁，也可熟食，如蒸、煮、炖、煲汤，或做茶点。

香蕉

香蕉，古称甘蕉，是芭蕉科芭蕉属植物，是热带、亚热带地区最重要的水果之一，甚至在一些热带地区香蕉还作为主要粮食食用。欧洲人因为它能解除忧郁而称之为"快乐水果"。香蕉是含淀粉丰富的水果，因其果肉香甜软滑，营养价值很高，而备受人们喜爱，很多女士还把香蕉当作减肥的佳果。

香蕉主要营养素含量（每100g）															
食物名称	可食部分(%)	水分(g)	能量(kcal)	蛋白质(g)	脂肪(g)	碳水化合物(g)	膳食纤维(g)	维生素A(μg)	维生素B₁(mg)	维生素B₂(mg)	烟酸(mg)	维生素E(mg)	钠(mg)	钙(mg)	铁(mg)	维生素C(mg)
香蕉	59	75.8	91	1.4	0.2	20.8	1.2	10	0.02	0.04	0.7	0.24	0.8	7	0.4	8

食物搭配要点

	香蕉 + 燕麦	香蕉和燕麦都富含镁，镁可以促进血液循环，缓解压力，放松肌肉，消除疲劳。
✓	香蕉 + 牛奶	香蕉是高钾食物，牛奶则是维生素B₁₂的主要来源，二者同食，香蕉中的钾可以帮助人体提高对维生素B₁₂的吸收。
✗	香蕉 + 芋头	香蕉、芋头都是富含碳水化合物的食物，二者同食，不易消化，甚至会导致腹胀、腹痛等胃部不适。

营养专家说

香蕉是营养价值很高的碱性食物，一般人群均可食用，尤其是香蕉含膳食纤维，是便秘患者的首选；香蕉中的维生素A能保护视力，儿童多吃可预防近视；香蕉含有的泛酸等能减轻心理压力，解除忧郁，睡前吃香蕉，还有镇静的作用。但是，香蕉性寒，所以，脾胃虚寒、便溏腹泻等患者忌食；香蕉的糖含量较高，故关节炎、糖尿病患者不宜食用；另外，急慢性肾炎及肾功能不全的患者也应忌食。

香蕉可直接生食，或做成水果沙拉、香蕉泥等；也可熟食，如蒸食、煮粥、香蕉茶。但不可空腹食用，不宜煎、炸食用，以免破坏香蕉中的营养素。

红枣

红枣，又名大枣，素有"铁杆庄稼"之称，具有耐旱、耐涝的特性。鲜红枣的口感脆爽、甘甜，干红枣口感绵软，甜而不腻，因富含维生素，而享有"天然维生素丸"的美誉，药用则具有滋补脾胃、益气补血的功效。红枣的品种较多，如山东枣庄大红枣、山西稷山板枣、河北行唐大枣、新疆阿克苏红枣等都比较有名。

红枣主要营养素含量（每100g）															
食物名称	可食部分(%)	水分(g)	能量(kcal)	蛋白质(g)	脂肪(g)	碳水化合物(g)	膳食纤维(g)	维生素A(μg)	维生素B₁(mg)	维生素B₂(mg)	烟酸(mg)	维生素E(mg)	钠(mg)	钙(mg)	铁(mg)	维生素C(mg)
红枣	80	26.9	264	3.2	0.5	61.6	6.2	2	0.04	0.16	0.9	3.04	6.2	64	2.3	14

食物搭配要点

✓ **红枣+乌鸡** 红枣富含糖类物质，乌鸡中蛋白质含量丰富，而胆固醇、脂肪含量很少，二者同食可以提高人体生理机能、延缓衰老、强筋健骨。

✓ **红枣+小米+红豆** 小米富含B族维生素，红枣中糖、维生素C含量较高，红豆的蛋白质、矿物质丰富，三者互补，可帮助人体摄入全面且充足的营养。

✗ **红枣+葱** 中医认为，葱是辛热助火的食物，枣也是温热食物，二者同食，易使火气更大。

营养专家说

红枣营养丰富，尤其适宜中老年人、青少年、更年期女性食用，也是贫血及病后体虚患者调养的佳品。另外，红枣富含的环-磷酸腺苷对防治心血管疾病有良好的作用；红枣含有三萜类化合物，适宜癌症、慢性肝病及过敏者食用；红枣富含维生素C，可美容养颜。但红枣性温热，含糖量高，故湿热内盛、腹部胀满、痰湿偏盛、小儿疳积、寄生虫病、牙痛、糖尿病等患者均应忌食。

红枣不论鲜、干，均可生食，另外，干枣还可以煮粥、煲汤、泡茶，或者加工成蜜枣、枣泥、果脯等食品。

菠萝

菠萝，著名热带水果之一。菠萝与凤梨在植物学上是同一种水果，大陆称菠萝，台湾称凤梨。它们在营养上没有区别，只是削皮后菠萝有"内刺"，而凤梨没有"内刺"。通常菠萝的品种分四种，即卡因类、皇后类、西班牙类和杂交种类。我们最常食用的是卡因类。

食物名称	可食部分(%)	水分(g)	能量(kcal)	蛋白质(g)	脂肪(g)	碳水化合物(g)	膳食纤维(g)	维生素A(μg)	维生素B₁(mg)	维生素B₂(mg)	烟酸(mg)	钠(mg)	钙(mg)	铁(mg)	维生素C(mg)
菠萝	65	88.4	41	0.5	0.1	9.5	1.3	33	0.04	0.02	0.2	0.8	12	0.6	18

菠萝主要营养素含量（每100g）

食物搭配要点

✕ **菠萝 + 肉类食物**　肉类食物富含蛋白质，而菠萝中的菠萝蛋白酶能分解蛋白质，菠萝富含果酸、鞣酸，使蛋白质凝固，促进蛋白吸收。

✕ **菠萝 + 白萝卜**　菠萝中含有类黄酮，而白萝卜食用后会在体内产生硫氰酸盐，二者同食，类黄酮会加强硫氰酸盐对甲状腺的抑制，阻碍碘的吸收，从而诱发甲状腺肿大。

营养专家说

　　菠萝营养丰富，一般人群均可食用。尤其是菠萝中的酸丁酯成分和菠萝蛋白酶能增加食欲，促进消化，最适宜食欲不振、消化不良患者食用；菠萝中丰富的膳食纤维能促进肠胃蠕动，便秘患者可常食；菠萝中的糖、盐和酶有利尿作用，适宜肾炎、高血压患者调养食用；此外，菠萝汁还能有效预防支气管炎。但是，过敏体质者、脑手术后恢复期的病人及溃疡病、肾脏病、肺结核、发热、湿疹、疥疮、有凝血功能障碍等患者均不宜食用。

　　菠萝可直接食用，或做果汁、果茶或沙拉；也可熟食，如炒、炖、蒸、焗等，还可制作蛋糕、面包、派、月饼等。但是，菠萝中的苷类物质和菠萝蛋白酶会对口腔黏膜产生刺激，所以，吃前最好将菠萝肉切成块，放在稀盐水中浸泡一会儿再吃。

草莓

草莓，又名红莓、洋梅，是蔷薇科草莓属多年生草本植物。草莓外观美丽呈心形，鲜美红嫩，果肉多汁，酸甜适口，且含有特殊的浓郁水果芳香，营养价值和经济价值都很高，因而在国内外市场备受青睐，有"水果皇后"之称。

食物名称	可食部分(%)	水分(g)	能量(kcal)	蛋白质(g)	脂肪(g)	碳水化合物(g)	膳食纤维(g)	维生素A(μg)	维生素B₁(mg)	维生素B₂(mg)	烟酸(mg)	维生素E(mg)	钠(mg)	钙(mg)	铁(mg)	维生素C(mg)
草莓	97	91.3	30	1	0.2	6	1.1	5	0.02	0.06	0.3	0.71	4.2	18	1.8	47

草莓主要营养素含量（每100g）

食物搭配要点

✓ **草莓 + 山楂**　草莓和山楂都富含酸性物质，可刺激胃液分泌，二者同食，可促进消化，防治消化不良，并有减肥瘦身的功效。

✓ **草莓 + 牛奶**　牛奶中含有丰富的维生素B_{12}，与草莓同食，有助于维生素B_{12}的吸收。

✗ **草莓 + 黄瓜**　草莓富含维生素C，而黄瓜中含有维生素C分解酶，二者同食，不利于维生素C的吸收。

营养专家说

草莓是老少皆宜的健康食品。草莓最好在饭后吃，因为其含有大量果胶及纤维素，可促进胃肠蠕动、帮助消化、改善便秘，预防痔疮、肠癌；草莓酸甜多汁，鞣酸含量丰富，适宜风热咳嗽、咽喉肿痛及呼吸道癌症患者食用；草莓中含有胺类物质，白血病、再生障碍性贫血等患者可多食；草莓中丰富的维生素C对动脉硬化、冠心病、心绞痛、脑出血、高血压、高脂血症等病都有积极的预防作用。但需注意，痰湿内盛、肠滑便泻者、尿路结石病人不宜多食草莓。

草莓最好直接生食，或做沙拉、榨汁、做冰激凌等，有利于保留其中的维生素C；也可深加工做成果酱、蛋糕、布丁、果脯或晒干食用。

桃

桃是蔷薇科、桃属植物桃树的果实，品种较多，外形也各有特点，如"油桃"的果皮光滑，"蟠桃"果实是扁盘状等，其他桃类一般果皮都有毛，色泽变化由淡绿白色至橙黄色，常在向阳面有红晕。果肉呈白色、浅绿白色、黄色、橙黄色或红色，多汁有香味，甜或酸甜。因其肉质鲜美，营养丰富，成为人们最为喜欢的鲜果之一。

桃主要营养素含量（每100g）														
食物名称	可食部分(%)	水分(g)	能量(kcal)	蛋白质(g)	脂肪(g)	碳水化合物(g)	膳食纤维(g)	维生素A(μg)	维生素B₁(mg)	维生素B₂(mg)	烟酸(mg)	维生素E(mg)	钠(mg)	钙(mg)	铁(mg)	维生素C(mg)
桃	86	86.4	48	0.9	0.1	10.9	1.3	35	0.01	0.03	0.7	1.54	5.7	6	0.8	7

食物搭配要点

桃 + 牛奶 ✓
桃富含维生素E，与牛奶中的乳清结合，具有润泽肌肤，消除面部皱纹的作用。二者同食，可滋养皮肤、美容养颜。

桃 + 甲鱼 ✗
桃性温，能助热，多食易引起腹胀，若再与含高蛋白质、脂肪和动物胶质的甲鱼同食，就更不容易消化吸收，甚至会引起胃痛。

营养专家说

桃不仅果肉可以食用，桃仁也可食用，尤其桃仁具有活血化瘀、润肠通便的作用，是常用的中药材，可用于闭经、跌打损伤等治疗；桃肉中富含果胶、膳食纤维、有机酸，能促进消化液分泌，适宜食欲不振、消化不良、便秘等患者食用；桃肉含铁较高，缺铁性贫血患者可常吃；桃是低钠食物，适宜肺病、水肿、高血压等患者调养食用；桃的含糖量很高，适宜低血糖及口干饥渴者食用，但糖尿病患者忌食。另外，桃性热，内热生疮、毛囊炎、痈疖和面部痤疮患者均应忌食。

新鲜的桃可以直接食用、榨汁、做沙拉，也可深加工做成果酱、桃脯、罐头等。桃仁可以煮粥、炒菜、煲汤或作为干果食用。

葡萄

葡萄是人类最早栽培的果树之一，葡萄的果肉可食用，葡萄藤和葡萄籽均可入药。葡萄的种类很多，按用途可分为鲜食、酿酒、制干及其他加工品种。其中鲜食品种主要有：莎巴珍珠、葡萄园皇后、京早晶、康拜尔早生、无核白、玫瑰香、巨峰、白香蕉、牛奶、龙眼等。葡萄物美价廉，口感甘甜，营养价值很高，备受人们的喜爱。

葡萄主要营养素含量（每100g）															
食物名称	可食部分(%)	水分(g)	能量(kcal)	蛋白质(g)	脂肪(g)	碳水化合物(g)	膳食纤维(g)	维生素A(μg)	维生素B₁(mg)	维生素B₂(mg)	烟酸(mg)	维生素E(mg)	钠(mg)	钙(mg)	铁(mg)	维生素C(mg)
葡萄	86	88.7	43	0.5	0.2	9.9	0.4	8	0.04	0.02	0.2	0.7	1.3	5	0.4	25

🍀 食物搭配要点

✓ **葡萄 + 草莓**　葡萄和草莓中都富含铁，二者同食，可促进人体对铁的吸收，预防缺铁性贫血。

✓ **葡萄 + 木瓜**　葡萄和木瓜都能降低胆固醇，二者同食，对高脂血症、血栓等心血管疾病有很好的预防和辅助治疗作用。

✗ **葡萄 + 海鲜**　葡萄中含有鞣酸，与富含蛋白质的海鲜同食，会形成不容易消化的物质，而导致呕吐、腹胀、腹泻等肠胃疾病。

🍀 营养专家说

一般人群均可食用葡萄，尤其适宜身体虚弱、营养不良、呕吐、过度疲劳、贫血、血管硬化、肾炎、高血压及癌症患者食用。但糖尿病、便秘、脾胃虚寒者应少食或不食。另外，葡萄中的糖主要是葡萄糖，易被人体吸收，对缓解低血糖症状效果显著；葡萄中含有较多的酒石酸，能帮助消化，具有健脾和胃的功效；葡萄籽中的前花青素是天然的抗氧化剂，可清除体内自由基，起到抗衰老的作用；葡萄皮中的白藜芦醇能防止细胞癌变，阻止癌细胞扩散，葡萄汁可以帮助器官移植手术患者减少排异反应，促进早日康复。

鲜葡萄可直接食用，或榨汁、做沙拉、做果酱和葡萄干等，也可酿酒。

荔枝

荔枝，又名丽支、丹荔，属亚热带水果，与香蕉、菠萝、龙眼一同号称"南国四大果品"。荔枝的种类很多，常见的品种有桂味、三月红、糯米糍、挂绿、黑叶、白腊、妃子笑等，都是鲜食的上佳品种。荔枝果肉呈半透明凝脂状，味道香美，但不耐储藏，最好现买现吃。

荔枝主要营养素含量（每100g）														
食物名称	可食部分(%)	水分(g)	能量(kcal)	蛋白质(g)	脂肪(g)	碳水化合物(g)	膳食纤维(g)	维生素A(μg)	维生素B$_1$(mg)	维生素B$_2$(mg)	烟酸(mg)	钠(mg)	钙(mg)	铁(mg)	维生素C(mg)
荔枝	73	81.9	70	0.9	0.2	16.1	0.5	2	0.1	0.04	1.1	1.7	2	0.4	41

食物搭配要点

荔枝 + 红枣 ✓
荔枝、红枣都富含维生素C，同食可促进微循环，防止雀斑的发生，令皮肤更加光滑。

荔枝 + 海鲜 ✓
荔枝性热，多食易上火，而海鲜偏寒性，两者同食可使寒热相抵，利于营养素的吸收及身体健康。

荔枝 + 动物肝脏 ✗
动物肝脏含有丰富的铜、铁等元素，二者同食，会破坏荔枝中的维生素C，使原有的营养价值降低。

营养专家说

荔枝营养丰富，一般人群均可食用。尤其荔枝中含有丰富的糖分，有补充能量、增强营养的作用，最适宜产妇、体质虚弱、病后体虚者及有失眠、健忘、神疲等症状的人调养食用，但糖尿病患者不宜食用；荔枝中富含维生素C，可增强机体免疫功能，并促进铁的吸收，适宜贫血患者食用；荔枝性热，适宜脾虚腹泻或老年人五更泻、胃寒疼痛者食用，但阴虚火旺、出血病、便秘患者及孕妇、儿童则应少食或不食。

荔枝可直接生食，也可入菜，但切忌一次食用过多，以免上火。若出现上火症状，可吃些性寒的西瓜来解热，还可以用荔枝壳煎水喝，可解荔枝热。

樱 桃

　　樱桃，又叫车厘子、樱珠等，外表色泽鲜艳，晶莹美丽，红如玛瑙，黄如凝脂，味道鲜美，营养丰富，具有很高的保健价值，是药食两用的佳果。樱桃的种类有很多，比较常见的有红灯、红蜜、红艳、早红、先锋、黄蜜、美早、龙冠等。

　　樱桃全身是宝，营养价值极高，尤其是含铁量高，位于各种水果之首，最适宜贫血患者食用。

食物名称	可食部分(%)	水分(g)	能量(kcal)	蛋白质(g)	脂肪(g)	碳水化合物(g)	膳食纤维(g)	维生素A(μg)	维生素B₁(mg)	维生素B₂(mg)	烟酸(mg)	维生素E(mg)	钠(mg)	钙(mg)	铁(mg)	维生素C(mg)
樱桃	80	88	46	1.1	0.2	9.9	0.3	35	0.02	0.02	0.6	2.22	8	11	0.4	10

樱桃主要营养素含量（每100g）

食物搭配要点

✓ 樱桃 + 草莓　　二者同为春季时令水果，都含维生素C，经常食用可提高抗病能力，抗衰老，美容养颜。

✓ 樱桃 + 冬菇　　樱桃富含维生素，冬菇富含膳食纤维和多糖类物质，同食可降低胆固醇，对防治心脑血管病有效。

✗ 樱桃 + 胡萝卜　　樱桃含维生素C，胡萝卜含有维生素C酵酶，二者同食会破坏维生素C，降低各自的营养价值。

营养专家说

　　樱桃性温热，酸甜可口，适宜脾胃虚寒、便溏腹泻、食欲不振、乏力等患者食用；樱桃含维生素A，可有效保护视力，适宜经常用眼的人食用；樱桃含维生素C、维生素E，能使面部皮肤红润嫩白，去皱消斑效果好；樱桃能祛风湿，故痛风、关节炎、风湿腰腿痛等病人也可经常食用。但是，热性病、虚热咳嗽、便秘、溃疡病等患者应忌食，肾功能不全、少尿、糖尿病患者要慎食。

　　樱桃可直接生食或做沙拉、冰激凌、榨汁等，也可熟食入菜，做樱桃派、点心等，还可深加工做成果酱、果脯、罐头和樱桃酒等美食。但应注意，樱桃中含有氰化酸，一次食用过多会引起中毒，故应少吃。

猕猴桃

猕猴桃，也称奇异果，因果皮覆毛，貌似猕猴而得名。成熟的猕猴桃质地柔软，口感酸甜，味道被描述为草莓、香蕉、菠萝三者的混合。更重要的是，猕猴桃的营养丰富、全面，尤其是维生素C含量很高，被誉为"维生素C之王"，具有极高的营养保健价值。

猕猴桃主要营养素含量（每100g）															
食物名称	可食部分(%)	水分(g)	能量(kcal)	蛋白质(g)	脂肪(g)	碳水化合物(g)	膳食纤维(g)	维生素A(μg)	维生素B₁(mg)	维生素B₂(mg)	烟酸(mg)	维生素E(mg)	钠(mg)	钙(mg)	铁(mg)	维生素C(mg)
猕猴桃	83	83.4	56	0.8	0.6	11.9	2.6	22	0.05	0.02	0.3	2.43	10	27	1.2	62

食物搭配要点

✓ **猕猴桃 + 苹果** 二者都富含维生素C及柠檬酸、苹果酸等酸性物质，可促进消化，提高免疫力。

✗ **猕猴桃 + 牛奶** 猕猴桃中维生素C的含量很高，易与牛奶中的蛋白质凝结成块，影响消化吸收，甚至引起腹胀、腹痛、腹泻等肠胃疾病。

营养专家说

一般人群均可食用猕猴桃，尤其猕猴桃中的果胶可降低胆固醇，最适宜心血管疾病患者食用；猕猴桃中丰富的维生素C、维生素E有抗氧化作用，适宜皮肤粗糙、斑点、早衰者及癌症患者食用；猕猴桃中的酸性物质可刺激消化液分泌，适宜食欲不振、消化不良、反胃呕吐患者食用；猕猴桃含糖量低，且含有铬元素，有助于胰岛素分泌，适宜糖尿病患者食用；猕猴桃中的膳食纤维可促进肠胃蠕动，防止便秘。但是，猕猴桃属寒凉水果，所以脾胃虚寒、腹泻、尿频、疟疾、慢性胃炎、风寒感冒、先兆性流产、月经过多、痛经、闭经等患者忌食。

猕猴桃宜在饭后食用。一般可直接生食、榨汁或拌沙拉；也可熟食，如煮粥、做羹，还可做成果酱、果脯或制作糕点。

柑 橘

柑橘，是橘、柑、橙、金柑、柚、枳等的总称，其区别是：橘的果皮薄，果皮和果肉容易分开，果瓣之间也容易分开；橙的果皮厚，果皮和果肉、果瓣之间都很紧密；柑是桔和橙的天然杂交品种，果皮比桔厚些，但是容易剥开。柑橘不仅果肉能食用，橘络、枳壳、枳实、青皮、陈皮还是传统的中药材，是药食两用的佳品。

柑橘主要营养素含量（每100g）														
食物名称	可食部分(%)	水分(g)	能量(kcal)	蛋白质(g)	脂肪(g)	碳水化合物(g)	膳食纤维(g)	维生素A(μg)	维生素B$_1$(mg)	维生素B$_2$(mg)	烟酸(mg)	钠(mg)	钙(mg)	铁(mg)	维生素C(mg)
柑橘	67	88.1	45	1	0.2	9.9	0.4	100	0.05	0.02	0.3	0.5	27	0.8	11

🌸 食物搭配要点

✓ 柑橘 + 菠菜
柑橘类水果中维生素C的含量较高，而菠菜富含铁，二者同食，有助于促进铁元素的吸收，预防缺铁性贫血。

✓ 柑橘 + 木耳
柑橘中含维生素C，木耳中多糖体能促进肿瘤细胞死亡，两者同食可提高人体免疫力，起到防癌、抗癌的作用。

✗ 柑橘 + 豆浆
柑橘中果酸会与豆浆中的蛋白质发生反应，凝固成块，不仅影响消化吸收，还会引起腹胀、腹痛、腹泻等症状。

🌸 营养专家说

一般人群均可食用柑橘，尤其适宜婴幼儿、孕妇、老人，消化不良、心血管疾病、肥胖症、糖尿病等患者食用。另外，橘子内侧薄皮含有膳食纤维及果胶，可以促进通便，并且可以降低胆固醇；橘皮苷可以加强毛细血管的韧性，降血压，扩张心脏的冠状动脉，常食可预防冠心病及动脉硬化；新鲜柑橘的果肉中还含有丰富的维生素A、维生素C及类黄酮、萜类化合物，可提高机体的免疫力，可防治肿瘤，缓解疲劳，改善失眠症状。但是，风寒咳嗽、痰饮咳嗽者不宜食用。

柑橘可直接食用，做沙拉或榨汁；也可熟食，做罐头或制作糕点。柑橘虽然好吃，但每天不要超过3个，因为柑橘含有叶红质，如果一次食用过多，会引起"橘黄症"。

梨

梨是蔷薇科梨属的植物，种类很多，常见的品种有皇冠梨、鸭梨、雪花梨、香梨、秋月梨、大黄梨、京白梨等。成熟的果实通常外皮颜色呈绿色、黄绿色、金黄色或暖黄色、黄褐色等，果肉则为通亮白色，鲜嫩多汁，口味甘甜，核味微酸，深受人们的喜爱。

食物名称	可食部分(%)	水分(g)	能量(kcal)	蛋白质(g)	脂肪(g)	碳水化合物(g)	膳食纤维(g)	维生素A(μg)	维生素B₁(mg)	维生素B₂(mg)	烟酸(mg)	钠(mg)	钙(mg)	铁(mg)	维生素C(mg)
梨主要营养素含量（每100g）															
梨	75	90	32	0.4	0.1	7..3	2	2	0.01	0.04	0.1	3.9	11	0	1

食物搭配要点

梨 + 冰糖 ✓ 梨属寒凉水果，又甘甜多汁，与养阴生津的冰糖同食，可起到清热生津、润肺止咳的作用。

梨 + 蜂蜜 ✓ 蜂蜜中的多糖有清热解毒、养气润肺的作用，搭配能生津润燥、化痰止咳的梨一起食用，可滋阴润肺，缓解咳嗽。

梨 + 螃蟹 ✗ 二者都是寒性食物，如果同食，会损害肠胃，引起腹泻，不利于营养素的消化吸收。

营养专家说

一般人群均可食用梨，尤其适宜咳嗽痰稠或无痰、咽喉发痒干疼、高血压、心脏病、饮酒者以及播音、演唱、教师等经常用嗓的人食用。另外，梨中富含的膳食纤维和木质素能润肠通便，降低胆固醇，适宜便秘及心脑血管病患者食用；梨籽含有硼，可以预防妇女骨质疏松症。但需要注意的是，梨偏寒助湿，故脾胃虚寒、脾虚便溏、慢性肠炎、胃寒、外感风寒咳嗽、手脚发凉、女子经期、寒性痛经者及产妇均不宜食用；梨有利尿作用，夜尿频者，睡前少吃梨；糖尿病者应慎食。

梨可以直接生食，榨汁、做沙拉；也可熟食，蒸煮皆可，还可以深加工成梨干、梨脯、梨膏、梨汁、梨罐头等；也可用来酿酒、制醋。

芒 果

芒果，又称杧果，为著名热带水果之一。芒果果实椭圆滑润，果皮呈柠檬黄色，肉质细腻，气味香甜，其所含的维生素A和胡萝卜素含量特别高，是所有水果中少见的，有"热带水果之王"的美称。芒果的品种很多，我们最常见的有象牙、台农、小青皮、鸡蛋芒、澳芒、贵妃等品种，其中澳芒是所有芒果中最甜的。

芒果主要营养素含量（每100g）															
食物名称	可食部分(%)	水分(g)	能量(kcal)	蛋白质(g)	脂肪(g)	碳水化合物(g)	膳食纤维(g)	维生素A(μg)	维生素B₁(mg)	维生素B₂(mg)	烟酸(mg)	维生素E(mg)	钠(mg)	钙(mg)	铁(mg)	维生素C(mg)
芒果	60	90.6	32	0.6	0.2	7	1.3	1342	0.01	0.04	0.3	1.21	2.8	0	0.2	23

食物搭配要点

✓ **芒果 + 牛奶**　芒果富含维生素A和胡萝卜素，牛奶富含蛋白质和钙，二者同食，既能缓解眼睛疲劳，预防视力下降，还可以补充钙质，强筋健骨。

✓ **芒果 + 虾仁**　芒果中含有丰富的维生素，与富含蛋白质的虾仁同食，可使营养互补，但是过敏体质的人慎食。

✕ **芒果 + 菠萝**　芒果中含有单羟基苯和二羟基苯，与菠萝中的苷类、菠萝蛋白酶等物质结合，会对口腔黏膜产生刺激，容易出现过敏反应。

营养专家说

芒果营养价值高，一般人群均可食用，尤其是芒果中含有丰富的胡萝卜素，最适宜眼病患者食用；芒果中的芒果酮酸、异芒果醇酸等三醋酸和多酚类化合物具有抗癌作用，可预防癌症，也适宜癌症手术后的患者调养食用；芒果含维生素C及硒、钙、磷、钾、铁等矿物质，对抑制癌细胞，防止动脉硬化及高血压有效。但芒果含糖量较高，故糖尿病患者应忌食；芒果汁易引起过敏，故过敏体质者应慎食。

芒果可直接生食，榨汁，做冰激凌；也可熟食入菜，做汤羹。此外，芒果还可以制作成果酱、罐头、盐渍或酸辣泡菜及芒果奶粉、蜜饯等。

西瓜

西瓜，又称寒瓜，属葫芦科植物，因西瓜是盛夏佳果，且清爽解渴，味道甘甜多汁，又被称为"盛夏之王"。西瓜外皮光滑，呈绿色或黄色，果瓤多汁为红色或黄色，罕见白瓤。不仅果肉可以食用，果皮（西瓜翠衣）、种子也都可食用或药用。西瓜含有93%的水分，所含热量较低，是消夏解渴的佳品。

西瓜要营养素含量（每100g）														
食物名称	可食部分(%)	水分(g)	能量(kcal)	蛋白质(g)	脂肪(g)	碳水化合物(g)	膳食纤维(g)	维生素A(μg)	维生素B$_1$(mg)	维生素B$_2$(mg)	烟酸(mg)	钠(mg)	钙(mg)	铁(mg)	维生素C(mg)
西瓜	56	93.3	25	0.6	0.1	5.5	0.3	75	0.02	0.03	0.2	3.2	8	0.3	6

食物搭配要点

西瓜 + 绿茶 西瓜中富含钾、钙、磷等矿物质，和绿茶中的茶多酚结合，可起到醒脑、提神、镇静的作用。

西瓜 + 薄荷 西瓜、薄荷都是寒凉食物，具有解暑清热、除烦止渴、通利小便等作用，二者同食，可生津止渴，预防夏季中暑。

西瓜 + 羊肉 羊肉大热，西瓜性凉，吃羊肉后立即进食西瓜，会损伤肠胃，引起腹泻。

营养专家说

一般人群均可食用西瓜，尤其适宜高血压、急慢性肾炎、胆囊炎、高热不退、口渴汗多者食用。另外，西瓜中含有大量的水分，有利尿、通便作用，对治疗水肿、便秘、黄疸等症有疗效；西瓜皮也叫西瓜翠衣，能利尿祛湿，适宜小便不利、水肿患者食用；西瓜籽富含不饱和脂肪酸，可降低胆固醇，预防心脑血管疾病。但西瓜寒凉，故脾胃虚寒、腹泻、口腔溃疡、肾功能不全、感冒初期患者及产妇均应少食或不食；西瓜含糖量较高，故糖尿病患者应忌食。

西瓜可直接食用，也可榨汁、做沙拉或奶昔等；西瓜皮可凉拌，或与鸡蛋等炒食，也可与虾仁、猪肉等搭配做馅料；西瓜籽炒熟后，可做干果食用。

桂 圆

桂圆是我国特产，因其圆黑有光泽，种脐突起呈白色，看似传说中"龙"的眼睛，故又名"龙眼"。桂圆营养丰富，果实可生食，肉、核、皮及根均可作药用，自古以来被视为珍贵的补品，深受人们喜爱。新鲜桂圆外壳粗糙、颜色暗淡，去皮则晶莹剔透，洁白光亮，隐约可见肉里红黑色果核，肉质肥厚，口感柔糯，味道浓甜。

桂圆主要营养素含量（每100g）														
食物名称	可食部分(%)	水分(g)	能量(kcal)	蛋白质(g)	脂肪(g)	碳水化合物(g)	膳食纤维(g)	维生素A(μg)	维生素B₁(mg)	维生素B₂(mg)	烟酸(mg)	钠(mg)	钙(mg)	铁(mg)	维生素C(mg)
桂圆	50	81.4	70	1.2	0.1	16.2	0.4	3	0.01	0.14	1.3	3.9	6	0.2	43

食物搭配要点

✓ **桂圆 + 鸡蛋**　桂圆和鸡蛋中铁含量都较高，二者同食，可促进血红蛋白合成，达到补血的效果。

✓ **桂圆 + 红枣**　二者都富含维生素C，具有抗氧化作用，搭配食用可美容养颜，养血安神。

✓ **桂圆 + 甲鱼**　甲鱼中含有丰富的蛋白质、钙、磷、铁等营养素，与桂圆中的氨基酸、皂素、甘氨酸、鞣质、胆碱结合，可使营养均衡吸收。

营养专家说

一般人群均可食用桂圆，尤其适宜心慌、头晕失眠、健忘和记忆力减退、年老气血不足、产后体虚乏力、更年期、贫血等患者食用。另外，桂圆中含有较丰富的烟酸，可用于治疗烟酸缺乏引起的腹泻、痴呆、皮炎，甚至精神失常等症；桂圆中维生素K的含量很高，可增强肝脏的凝血作用，适宜出血患者食用。但需注意的是，桂圆属湿热食物，含糖量高，多食易滞气，故内有痰火或阴虚火旺、湿滞停饮、糖尿病、风寒感冒、消化不良等患者均应忌食，孕妇则不宜多食。

桂圆可直接食用，也可熟食，入菜、煲汤、煮粥均可，可与酸枣仁、生姜、莲子、芡实搭配食用。此外，桂圆还可以加工成桂圆干、罐头等。

平菇

平菇，又名侧耳、黑牡丹菇，是一种常见的灰色食用菇。我们通常在市场见到的平菇可分为深色种（黑色种）、浅色种、乳白色种和白色种四个品种类型。平菇营养丰富，其中氨基酸的种类十分齐全，尤其是人体所必需的8种氨基酸它都含有，矿物质含量也十分丰富。

食物名称	可食部分(%)	水分(g)	能量(kcal)	蛋白质(g)	脂肪(g)	碳水化合物(g)	膳食纤维(g)	维生素B₁(mg)	维生素B₂(mg)	烟酸(mg)	维生素E(mg)	钠(mg)	钙(mg)	铁(mg)	维生素C(mg)
平菇	93	92.5	20	1.9	0.3	2.3	2.3	2	0.06	0.16	3.1	3.8	5	1	4

平菇主要营养素含量（每100g）

食物搭配要点

✓ **平菇 + 猪肉**　平菇和猪肉都富含优质蛋白质，含有人体必需的各种氨基酸，并且必需氨基酸的构成比例接近人体需要，二者同食，可增加人体对蛋白质的吸收。

✓ **平菇 + 豌豆**　平菇含有菌糖、甘露醇糖，豌豆中含有维生素C和能分解亚硝铵的酶，这些物质都有抑制肿瘤细胞的作用，二者搭配食用可起到防癌、抗癌的功效。

营养专家说

一般人群均可食用平菇，尤其是平菇中的平菇素和酸性多糖体对防治肝炎作用很大，故慢性肝炎患者可常食；平菇中的硒、多糖体对肿瘤细胞有很强的抑制作用，且具有免疫特性，故癌症患者宜多食；平菇含有的多种维生素及矿物质可以改善人体新陈代谢、增强体质、调节自主神经功能等作用，对降低血胆固醇和防治尿道结石也有一定效果，同时对妇女更年期综合征可起调理作用，因此，体弱者、更年期妇女、心血管疾病、尿道结石等患者均应常食。但需要注意的是，平菇中含有较高的嘌呤，故痛风患者应慎食；对食用菌过敏者忌食。

平菇的做法很多，可以炒、炖、煲汤、涮烤、煮粥等。

香菇

香菇，又名香蕈、冬菇，是世界第二大食用菌，也是我国特产之一，在民间素有"山珍"之称。它是一种生长在木材上的真菌。我们常见的有鲜香菇和干香菇两种，从营养角度讲，干香菇的营养成分比鲜香菇要高很多，而且味道更加浓郁。食用时，用温水泡发即可。

香菇主要营养素含量（每100g）															
食物名称	可食部分(%)	水分(g)	能量(kcal)	蛋白质(g)	脂肪(g)	碳水化合物(g)	膳食纤维(g)	维生素A（μg）	维生素B₁(mg)	维生素B₂(mg)	烟酸(mg)	维生素E(mg)	钠(mg)	钙(mg)	铁(mg)	维生素C(mg)
香菇	95	12.3	211	20	1.2	30.1	31.6	3	0.19	1.26	20.5	0.66	11.2	83	10.5	5

食物搭配要点

香菇 + 木瓜 ✓
香菇中含有酪氨酸和氧化酶，木瓜中含有木瓜蛋白酶和脂肪酶，这些物质都可以降压降脂，故二者同食可有效预防高血压、高脂血症。

香菇 + 莴笋 ✓
香菇和莴笋都是高钾低钠食物，二者同食，可起到利尿通便、降脂降压的功效。

香菇 + 河蟹 ✗
香菇和河蟹都富含维生素D原，若二者同食，会使人体中的维生素D含量过高，造成钙质增加，进而引起结石症状。

营养专家说

香菇营养丰富，一般人群均可食用，尤其是香菇中含有的香菇精成分可有效改善食欲减退等症；香菇富含膳食纤维，能促进肠胃蠕动，防治便秘；香菇富含硒和香菇多糖，可抑制癌细胞的生长，适宜癌症患者调养食用；香菇中的麦角固醇含量很高，对防治佝偻病有效；香菇中含有的维生素B₄和胆碱，可有效预防肝硬化和血管硬化；香菇中的不饱和脂肪酸对降低血脂有益；香菇含有40多种酶，可以纠正人体酶缺乏症。但是，香菇含有较多的嘌呤，故痛风患者忌食；香菇为动风食物，顽固性皮肤瘙痒症患者及脾胃寒湿气滞者忌食。

香菇的做法很多，可以炒、炖、煮、涮火锅、煲汤、做馅等。

# 金针菇

金针菇，学名毛柄金钱菌，是一种菌藻地衣类，是秋冬与早春栽培的食用菌，因其菌柄细长，似金针菜，故称金针菇。金针菇中氨基酸的含量非常丰富，高于一般菇类，尤其是赖氨酸的含量特别高，赖氨酸具有促进儿童智力发育的功能，所以，金针菇又名"智力菇"。金针菇不仅味道鲜美，而且营养丰富，是拌凉菜和火锅食品的原料之一。

金针菇主要营养素含量（每100g）														
食物名称	可食部分(%)	水分(g)	能量(kcal)	蛋白质(g)	脂肪(g)	碳水化合物(g)	膳食纤维(g)	维生素A(μg)	维生素B_1(mg)	维生素B_2(mg)	烟酸(mg)	钠(mg)	钙(mg)	铁(mg)	维生素C(mg)
金针菇	100	90.2	26	2.4	0.4	3.3	2.7	5	0.15	0.19	4.1	1.14	4.3	1.4	2

食物搭配要点

✓ **金针菇 + 虾仁** 金针菇和虾仁中都富含锌元素，二者同食，可增强智力，促进身体发育，非常适宜少年儿童食用。

✓ **金针菇 + 牛肉** 二者都富含蛋白质，但是氨基酸组成不同，二者搭配食用，有利于营养素的互补。

营养专家说

一般人群均可食用金针菇，尤其适宜胃、肠道炎症及溃疡的患者；气血不足、营养不良的老人和儿童；肥胖、肝病、心脑血管疾病及癌症患者。另外，金针菇能增强体内酶的生物活性，促进新陈代谢，有利营养素的吸收；金针菇中膳食纤维能促进胃肠蠕动，防治便秘；金针菇是高钾低钠食物，能抑制血脂升高，降低胆固醇，三高患者可常食；金针菇中含有的朴菇素对癌细胞有明显的抑制作用，适宜癌症患者调养食用。但是，金针菇性寒，故脾胃虚寒、慢性腹泻的人应少吃；金针菇为动风发物，故关节炎、红斑狼疮患者也要慎食，以免加重病情。

金针菇可焯水凉拌，也可炒、炝、熘、烧、炖、煮、蒸、做汤或配料等。

黑木耳

　　黑木耳，又名黑菜，因形似耳，加之其颜色呈黑褐色而得名。黑木耳的蛋白质含量堪比动物食品，有"素中之荤"的美誉。人们经常食用的木耳主要有毛木耳（腹面平滑，背面多毛，又称野木耳）和光木耳（两面光滑）两种，其中，光木耳质软味鲜，滑而带爽，营养丰富，深受人们喜爱。

黑木耳主要营养素含量（每100g）															
食物名称	可食部分(%)	水分(g)	能量(kcal)	蛋白质(g)	脂肪(g)	碳水化合物(g)	膳食纤维(g)	维生素A(μg)	维生素B₁(mg)	维生素B₂(mg)	烟酸(mg)	维生素E(mg)	钠(mg)	钙(mg)	铁(mg)	维生素C(mg)
黑木耳	100	15.5	205	12.1	1.5	35.7	29.9	17	0.17	0.44	2.5	11.3	48.5	427	97.4	1

食物搭配要点

✓ **黑木耳 + 洋葱**　洋葱富含硒元素和槲皮素，黑木耳中含有抗肿瘤的活性物质，二者同食，能增强机体免疫力，起到防癌、抗癌的作用。

✓ **黑木耳 + 鸡蛋**　黑木耳中富含甘露聚糖、木糖和食用纤维，可以与鸡蛋中的卵磷脂和蛋黄素结合，增强机体的代谢功能和免疫功能。

✗ **黑木耳 + 白萝卜**　黑木耳含较多的生物活性物质，白萝卜中含有多类酶，二者同食会发生复杂的生化反应，易引起皮炎。

营养专家说

　　一般人群均可食用黑木耳，尤其是黑木耳中含有丰富的铁，可防治缺铁性贫血；黑木耳的维生素K能减少血液凝块，最适宜脑血栓患者食用；黑木耳中的胶质和纤维可清除人体消化道内残留的灰尘及各种杂质，起到清理胃肠的作用，适宜从事理发、开矿等粉尘作业的人员食用；黑木耳中含有抗肿瘤活性物质能增强机体免疫力，经常食用可防癌抗癌。但需注意的是，鲜木耳中含一种卟啉的光感物质，会引起日光性皮炎，故不宜食用鲜木耳；黑木耳有活血抗凝的作用，故有出血性疾病、腹泻患者均不宜食用，孕妇慎食。

　　黑木耳食用前用温水泡发，可焯水凉拌，也可炒、煮、煲汤、熬粥、做馅儿等。

银耳

银耳，又称白木耳、雪耳等，有"菌中之冠"的美称。银耳子实体纯白至乳白色，胶质，半透明，柔软有弹性，由数片至10余片瓣片组成，直径5～10厘米，形似菊花形、牡丹形或绣球形，晒干后呈白色或米黄色。银耳富含天然植物性胶质，外加其具有滋阴的作用，是可以长期服用的良好润肤食品。

银耳主要营养素含量（每100g）														
食物名称	可食部分(%)	水分(g)	能量(kcal)	蛋白质(g)	脂肪(g)	碳水化合物(g)	膳食纤维(g)	维生素A(μg)	维生素B₁(mg)	维生素B₂(mg)	烟酸(mg)	维生素E(mg)	钠(mg)	钙(mg)	铁(mg)
银耳	96	14.6	200	10	1.4	36.9	30.4	8	0.05	0.25	5.3	1.26	82.1	36	4.1

食物搭配要点

✓ **银耳 + 黑木耳**　二者都含有多糖类物质，具有增强免疫力、抗病毒、抗癌的作用，同食可使营养倍增，达到防病保健的功效。

✓ **银耳 + 红枣**　银耳中不含有维生素C，红枣的维生素C含量却很高，二者同食可使营养互补。

✗ **银耳 + 富含铁的食物**　因银耳含磷丰富，磷与铁结合会生成难溶性化合物，故银耳不宜与富含铁的食物如菠菜、蛋黄、动物肝脏等同食。

营养专家说

一般人群均可食用银耳，尤其是银耳中含有海藻糖、多缩戊糖、甘露糖醇等肝糖，能提高肝脏解毒能力，肝病患者可常食；银耳能清热润燥滋阴，适宜虚劳咳嗽、痰中带血、津少口渴、老年慢性支气管炎、肺源性心脏病患者调养食用；银耳富含膳食纤维，便秘、肥胖患者宜常食；银耳富含硒，可增强机体抗肿瘤的能力，是肿瘤患者的调养佳品；银耳滋阴，又富有天然特性胶质，长期服用可以润肤，祛除脸部色斑。但是，风寒咳嗽、湿痰壅盛、腹泻者慎食；隔夜的银耳不宜食用，对银耳过敏者忌用。

银耳可以焯水后凉拌，还可以炒、煮粥、煲汤或者做甜汤。

海带

海带，又名江白菜，是一种在低温海水中生长的大型海生褐藻植物。海带通体橄榄褐色，干燥后变为深褐色、黑褐色，上附白色粉状盐渍，多以干制品行销于市。海带营养价值很高，享有"长寿菜""海上之蔬""含碘冠军"等美誉。

海带主要营养素含量（每100g）														
食物名称	可食部分(%)	水分(g)	能量(kcal)	蛋白质(g)	脂肪(g)	碳水化合物(g)	膳食纤维(g)	维生素A(μg)	维生素B₁(mg)	维生素B₂(mg)	烟酸(mg)	维生素E(mg)	钠(mg)	钙(mg)	铁(mg)
海带	98	70.5	77	1.8	0.1	17.3	6.1	40	0.01	0.1	0.8	0.85	327.4	348	4.7

食物搭配要点

✓ **海带 + 芝麻**　海带含膳食纤维，芝麻富含不饱和脂肪酸，都有净化血液，降低胆固醇的作用，二者同食会使作用更加明显。

✓ **海带 + 绿豆**　二者都有降压、降脂的作用，二者搭配食用，对心脑血管疾病有较好的食疗作用。

✗ **海带 + 茶/酸味的水果**　海带中含铁，而茶中含有鞣酸，酸味的水果中含有植物酸，这两种物质都会阻碍体内铁的吸收。

营养专家说

一般人群均可食用海带，尤其是海带含碘，有防治缺碘性甲状腺肿、纠正内分泌失调的作用，最适宜甲状腺肿大和乳腺增生患者食用；海带中的氨基酸、膳食纤维、钾盐、钙元素可降低人体对胆固醇的吸收，强健骨骼，对心血管疾病、骨质疏松症都有食疗功效；海带上常附着一层白霜似的白粉——甘露醇，具有降低血压、利尿和消肿的作用，故水肿、高血压等患者可常食；海带中含有60%的岩藻多糖，可保持血糖稳定，是糖尿病患者的理想食材。但海带性寒凉，故脾胃虚寒及甲亢患者不宜食用海带；孕妇和乳母不可过量食用海带，以免引起胎儿或婴儿甲状腺功能障碍。

海带可以冷拌食用，也可用于炒、烧、炖、焖、煲汤等烹饪方法。

紫菜

　　紫菜，是在海中互生藻类的统称，种类很多，主要有条斑紫菜、坛紫菜、甘紫菜等，生长于浅海潮间带的岩石上。紫菜含有叶绿素和胡萝卜素、叶黄素、藻红蛋白、藻蓝蛋白等色素，因其含量比例的差异，致使不同种类的紫菜呈现紫红、蓝绿、棕红、棕绿等颜色，但以紫色居多，紫菜因此而得名。紫菜营养价值很高，有"营养宝库"的美称。

紫菜主要营养素含量（每100g）															
食物名称	可食部分(%)	水分(g)	能量(kcal)	蛋白质(g)	脂肪(g)	碳水化合物(g)	膳食纤维(g)	维生素A(μg)	维生素B₁(mg)	维生素B₂(mg)	烟酸(mg)	维生素E(mg)	钠(mg)	钙(mg)	铁(mg)	维生素C(mg)
紫菜	100	12.7	207	26.7	1.1	22.5	21.6	228	0.27	1.02	7.3	1.82	710.5	264	54.9	2

食物搭配要点

紫菜 + 虾皮 　紫菜中含有丰富的碘、铁、钙和维生素B_{12}，它们都是造血、凝血所必需的营养素，虾皮含钙丰富，二者同食相得益彰，对缺铁性贫血、骨质疏松症有一定效果。

紫菜 + 香油 　紫菜富含膳食纤维，可以促进排便，香油亦有润肠通便的作用，二者同食可防治便秘。

紫菜 + 柿子 　紫菜含钙量很高，柿子中含有较多的鞣酸，与钙相遇会产生不易消化的物质，影响人体对钙的吸收。

营养专家说

　　一般人群均可食用紫菜，尤其适合甲状腺肿大、水肿、慢性支气管炎、咳嗽、瘿瘤、淋病、脚气病、高血压、肺病初期、心血管病及各类肿块、增生等患者食用。但是紫菜性寒，故平时脾胃虚寒、腹痛便溏者忌食；身体虚弱者，食用时最好加些肉类来减低寒性。每次不能食用太多，以免引起腹胀、腹痛。

　　紫菜的食用方法很多，可煲汤，炒食，做紫菜包饭，或做配料等。

羊肉

羊肉，有山羊肉、绵羊肉、野羊肉之分，其肉质与牛肉相似，比猪肉要细嫩，且脂肪和胆固醇含量比猪肉和牛肉都少。羊肉具有独特的膻味，是因为其脂肪中含有石碳酸，去掉脂肪就没有膻味了。羊肉性热，既能御风寒，又可补身体，最适宜于冬季食用，故被称为冬令补品，深受人们欢迎。国内比较著名的羊肉产地有内蒙古呼伦贝尔、安徽萧县、山东单县和四川简阳等地。

羊肉主要营养素含量（每100g）													
食物名称	可食部分(%)	水分(g)	能量(kcal)	蛋白质(g)	脂肪(g)	碳水化合物(g)	维生素A(μg)	维生素B₁(mg)	维生素B₂(mg)	烟酸(mg)	维生素E(mg)	钠(mg)	钙(mg)	铁(mg)
羊肉	90	74.2	118	20.5	3.9	0.2	11	0.15	0.16	5.2	0.31	69.4	9	3.6

食物搭配要点

羊肉 + 白萝卜 ✓
羊肉是热性食物，并含有一定的胆固醇，而白萝卜性偏寒，并含有丰富的消化酶，二者同食，不仅可以中和羊肉的热性，还可以使羊肉中的营养更易被人体消化吸收。

羊肉 + 豆腐 ✓
豆腐性寒凉，缺少蛋氨酸，与富含优质蛋白质的羊肉搭配食用，既能中和羊肉的热性，又可以大大提高蛋白质的吸收利用率。

羊肉 + 茶 ✗
羊肉富含蛋白质，而茶叶含有较多的鞣酸，二者同食会产生一种叫鞣酸蛋白质的物质，易导致便秘。

营养专家说

一般人群均可食用羊肉。羊肉中蛋白质含量丰富，湿冷季节多吃羊肉，可以去湿冷、暖脾胃，还能增加消化酶的分泌，最适宜脾胃虚寒所致的反胃、身体瘦弱、畏寒等症患者调养食用；羊肉中铁、磷、钾等矿物质含量丰富，具有益血、补肝、明目的功效，对产后贫血、肺结核、夜盲、白内障、青光眼等症有很好的食疗效果。但需要注意的是，羊肉是热性食物，因此发热、腹泻、体内有积热、肝病、高血压及感染性疾病患者不宜食用。

羊肉食用方法很多，可炒、爆、蒸、炖、酱、涮、煲汤、烧、烤等。

牛 肉

牛肉是我国消费量仅次于猪肉的肉类食品。牛肉因含蛋白质高，脂肪低，深受人们的喜爱，日常食用的牛肉按部位可分为西冷、T骨、牛柳、肉眼、牛腩等。比较著名的牛肉产地有河南南阳、山东阳信、内蒙古通辽、科尔沁草原、锡林郭勒盟等。

牛肉主要营养素含量（每100g）													
食物名称	可食部分(%)	水分(g)	能量(kcal)	蛋白质(g)	脂肪(g)	维生素A(μg)	维生素B₁(mg)	维生素B₂(mg)	烟酸(mg)	维生素E(mg)	钠(mg)	钙(mg)	铁(mg)	维生素C(mg)
牛肉	100	68.1	190	18.1	13.4	9	0.03	0.11	7.4	0.22	57.4	8	3.2	84

食物搭配要点

✓ **牛肉 + 土豆**　牛肉富含肌氨酸，对增长肌肉、增强肌肉力量特别有效；土豆富含黏液蛋白，可促进消化，保护胃黏膜，二者同食，有助于营养素的互补和吸收。

✓ **牛肉 + 芹菜**　牛肉中不含有膳食纤维，芹菜包含较多的粗纤维，两者配菜一起吃可使营养素互补，并减少体内胆固醇的堆积。

✗ **牛肉 + 栗子**　栗子中的维生素C易和牛肉中的微量元素发生反应，削弱栗子的营养价值，并且，两者同炖共食不容易消化，还会引起呕吐。

营养专家说

牛肉的营养价值很高，一般人群均可食用，其氨基酸组成比猪肉更接近人体需要，特别适宜生长发育期的青少年、术后或病后调养的病人食用；牛肉中富含铁质，可预防和辅助治疗缺铁性贫血；牛肉富含锌、谷氨酸盐和维生素B₆，三者共同作用，能增强免疫功能；牛肉中含有的钾对心脑血管系统、泌尿系统有防病作用；牛肉中含有的镁则可提高胰岛素合成代谢，适宜糖尿病患者食用。但感染性疾病、肝病、肾病者慎食；黄牛肉为发物，患疮疥湿疹、痘痧、瘙痒者慎用；老年人、儿童、消化力弱的人不宜多食。

牛肉食用方法很多，可以炒、爆、蒸、炖、酱、涮、烤、炸、煲汤或者煮粥。

猪 肉

猪肉，又名豚肉，是人们的主要肉类食品。猪肉纤维较为细软，结缔组织较少，肌肉组织中含有较多的肌间脂肪，因此，经过烹调加工后肉味特别鲜美。新鲜猪肉肉质紧密，弹性好，皮薄，手指压后凹陷处立即复原；膘肥嫩、色雪白，且有光泽；瘦肉部分呈淡红色，有光泽，不黏，具有鲜猪肉的正常气味。

猪肉主要营养素含量（每100g）														
食物名称	可食部分(%)	水分(g)	能量(kcal)	蛋白质(g)	脂肪(g)	碳水化合物(g)	维生素A（μg）	维生素B₁(mg)	维生素B₂(mg)	烟酸(mg)	维生素E(mg)	钠(mg)	钙(mg)	铁(mg)	胆固醇
猪肉	100	46.8	395	13.2	37	2.4	0.22	0.16	0.16	3.5	0.49	59.4	6	1.6	80

食物搭配要点

猪肉 + 大蒜 猪肉中含有维生素B₁，如果吃肉时加一些大蒜，可以延长维生素B₁在人体内停留的时间，促进血液循环，消除身体疲劳，增强体质。

猪肉 + 圆白菜 猪肉含优质蛋白质和人体必需的氨基酸，圆白菜富含膳食纤维和维生素C，二者搭配可使营养互补，利于营养素的吸收。

猪肉 + 茶 茶叶中的鞣酸会与猪肉中的蛋白质发生反应，合成具有收敛性的鞣酸蛋白质，使肠蠕动减慢，易造成便秘。

营养专家说

一般人群均可食用猪肉。猪肉的蛋白质属优质蛋白质，含有人体全部必需氨基酸，适宜体虚、乏力、营养不良者调补食用；瘦猪肉中还含有丰富B族维生素，能促进生长发育，青少年、儿童宜常食；猪肉中富含铁和促进铁吸收的半胱氨酸，能改善缺铁性贫血；猪肉性酸冷，可滋阴润燥，平素阴虚、头晕、燥咳无痰、便秘患者可常食。但猪肉的脂肪含量高，故肥胖、冠心病、痰湿、三高、舌苔厚腻、腹胀或腹泻者应慎食。

猪肉食用方法很多，可以炒、爆、蒸、炖、酱、涮、烤、炸、煲汤或者煮粥。猪肉烹调前不要用热水清洗，以免使水溶性营养素散失，影响口味。

鸡 肉

鸡肉中蛋白质的含量颇多，且富含人体必需氨基酸，属于高蛋白低脂肪的食物。鸡肉的蛋白质含量根据部位、带皮和不带皮而有差别，从高到底的排序大致为去皮的鸡肉、胸脯肉、大腿肉。鸡肉肉质细嫩，滋味鲜美，有滋补养身的作用，深受人们的喜爱。

鸡肉主要营养素含量（每100g）														
食物名称	可食部分(%)	水分(g)	能量(kcal)	蛋白质(g)	脂肪(g)	碳水化合物(g)	维生素A(μg)	维生素B₁(mg)	维生素B₂(mg)	烟酸(mg)	维生素E(mg)	钠(mg)	钙(mg)	铁(mg)	胆固醇
鸡肉	66	69	167	19.3	9.4	1.3	48	0.05	0.09	5.6	0.67	63.3	9	1.4	106

食物搭配要点

✓ **鸡肉 + 油菜**　二者中都含有较多的维生素A，经常搭配食用可有效保护视力，防治夜盲症。

✓ **鸡肉 + 松子**　二者中都含有钙、铁、磷、钾等矿物质，可起到强壮筋骨、消除疲劳、降血压、延缓衰老的作用，非常适合老年人食用。

✕ **鸡肉 + 芥末**　鸡肉性温，有温补功效；芥末性热，若两者同食容易引起上火，有损人体健康。

营养专家说

一般人群均可食用鸡肉。鸡肉中富含蛋白质，氨基酸种类多，且容易被人体吸收利用，具有健脾养胃、强壮身体的作用，最适宜脾胃虚弱、体虚乏力、营养不良者及老人、病人调补食用；鸡肉是磷、铁、铜和锌的良好来源，适宜贫血、骨质疏松患者及儿童食用；鸡肉性温，对畏寒怕冷、月经不调有很好的缓解作用。但肝阳上亢、口腔糜烂、皮肤疖肿、便秘、感冒发热、痰湿偏重等患者忌食；动脉硬化、冠心病和高脂血症患者忌饮鸡汤；肾病患者应尽量少吃，尿毒症患者忌食。

鸡肉可冷食凉拌、炒、煮、炖、蒸、烤、炸、焖、煲汤或煮粥。但要注意，带皮的鸡肉含有较多的脂类物质，所以比较肥的鸡应该去掉鸡皮再烹制。

鸭 肉

　　鸭肉一般指家鸭的肉，是人们日常主要肉类食品之一。鸭肉的营养价值与鸡肉相仿，其蛋白质含量比畜肉含量高得多，脂肪含量适中且分布较均匀，十分美味，且适于滋补，是多种美味名菜的主要原料，如烤鸭、板鸭、啤酒鸭等。

食物名称	可食部分(%)	水分(g)	能量(kcal)	蛋白质(g)	脂肪(g)	碳水化合物(g)	维生素A(μg)	维生素B₁(mg)	维生素B₂(mg)	烟酸(mg)	维生素E(mg)	钠(mg)	钙(mg)	铁(mg)	胆固醇
鸭肉主要营养素含量（每100g）															
鸭肉	68	63.9	240	15.5	19.7	0.2	52	0.08	0.22	4.2	0.27	69	6	2.2	94

食物搭配要点

鸭肉＋海带 ✓
鸭肉可补阴，海带有降血压、降血脂的功效，二者同食，可软化血管，对老年性动脉硬化和高血压、心脏病有较好的食疗功效。

鸭肉＋白菜 ✓
鸭肉富含蛋白质和胆固醇，白菜富含膳食纤维，二者同食，能促进蛋白质的吸收和血液中胆固醇的代谢，减少心血管病的发生。

鸭肉＋甲鱼 ✗
鸭肉和甲鱼都是水生寒性食物，二者同食会损伤肠胃，引起胃寒、泄泻等症。

营养专家说

　　一般人群均可食用鸭肉。鸭肉性寒，可滋阴清热，体内有热、上火、咽干口渴的人宜食用；鸭肉中的蛋白质含量丰富，且易于被人体消化吸收，特别适宜体质虚弱、食欲不振者及放疗、化疗后的病人调养食用；鸭肉中所含的B族维生素和维生素E比其他肉类多，不仅能有效抵抗脚气病、神经性皮炎及多种炎症，还能抗衰老；鸭肉中烟酸含量较高，对心肌梗死等心脏疾病患者有保护作用。但是，胃部冷痛、腹泻、感冒、腰痛、寒性痛经、肥胖、动脉硬化、慢性肠炎、风寒感冒等患者均应忌食。

　　鸭肉的食用方法很多，可冷食凉拌、炒、炖、焖、蒸、烤、酱、煲汤等。

鸡 蛋

鸡蛋，又名鸡卵、鸡子，是母鸡所产的卵，主要分为蛋壳、蛋白及蛋黄三部分。鸡蛋富含营养，尤其是蛋白质的氨基酸比例很适合人体生理需要、易为机体吸收，利用率高达98%以上，营养价值很高。

鸡蛋主要营养素含量（每100g）														
食物名称	可食部分(%)	水分(g)	能量(kcal)	蛋白质(g)	脂肪(g)	碳水化合物(g)	维生素A(μg)	维生素B₁(mg)	维生素B₂(mg)	烟酸(mg)	维生素E(mg)	钠(mg)	钙(mg)	铁(mg)	胆固醇
鸡蛋(白皮)	87	75.8	138	12.7	9	1.5	310	0.09	0.31	0.2	1.23	94.7	48	2	585

食物搭配要点

✓ **鸡蛋 + 谷类/豆类**　鸡蛋中蛋氨酸含量特别丰富，而谷类和豆类都缺乏这种人体必需的氨基酸，二者同食，可提高蛋白质的营养价值。

✓ **鸡蛋 + 胡萝卜**　鸡蛋富含优质蛋白质，胡萝卜中富含维生素A和类胡萝卜素，二者同食，蛋白质能促进维生素A的吸收。

✕ **鸡蛋 + 味精**　鸡蛋本身含有许多与味精成分相同的谷氨酸，若二者同食，不仅不能增加鲜味，反而会破坏和掩盖鸡蛋的天然鲜味。

营养专家说

一般人群均可食用鸡蛋，尤其适宜婴幼儿、孕妇、产妇、病人食用。这是因为，鸡蛋的蛋白质易于吸收，而蛋黄中有含有丰富的卵磷脂、固醇类、蛋黄素以及钙、磷、铁、维生素A、维生素D及B族维生素，这些成分对促进生长发育，增强神经系统的功能大有裨益。但需要注意的是，对蛋白质过敏、高热、腹泻、肝炎、肾炎、胆囊炎、冠心病等患者忌食。另外，鸡蛋黄中含有较多的胆固醇，所以一次不宜吃得太多，以每天1~2个为宜，否则就不利胃肠的消化，还会增加肝、肾负担。

鸡蛋的食用方法很多，可以煮、卧、蒸、甩、炒、煎、炸，也可与面粉搭配做成蛋糕、饼干、面包等风味各异的点心。

鸭 蛋

鸭蛋，又名鸭子、鸭卵，比鸡蛋大，皮厚。水煮后蛋白成蓝色，蛋黄则是橘红色。鸭蛋营养丰富，可与鸡蛋媲美，但因为鸭子主要是以水生动物和植物为食，所以鸭蛋有腥味，新鲜食用时不如鸡蛋可口，一般常用来制作松花蛋和咸鸭蛋，蛋黄变软出油后，非常鲜香。

鸭蛋主要营养素含量（每100g）														
食物名称	可食部分(%)	水分(g)	能量(kcal)	蛋白质(g)	脂肪(g)	碳水化合物(g)	维生素A(μg)	维生素B₁(mg)	维生素B₂(mg)	烟酸(mg)	维生素E(mg)	钠(mg)	钙(mg)	铁(mg)	胆固醇
鸭蛋	87	70.3	180	12.6	13	3.1	261	0.17	0.35	0.2	4.98	106	62	2.9	565

食物搭配要点

鸭蛋 + 富含维生素C的蔬菜或水果	咸鸭蛋中含有一定量的亚硝基化合物，与圆白菜、西蓝花、猕猴桃、柑橘等富含维生素C的食物搭配食用，可有效减少胃中亚硝酸胺的生成，起到预防癌症的作用。
鸭蛋 + 甲鱼	鸭蛋性属微寒，而甲鱼也是寒性食物，二物皆属凉性，同食易导致腹泻。

营养专家说

一般人群均可食用鸭蛋。鸭蛋性味甘凉，有滋阴清热、生津益胃的作用，且富含蛋白质，适宜病后体虚、燥热咳嗽、咽干喉痛、腹泻痢疾等患者食用；鸭蛋含有较多的维生素B₂，能刺激消化液分泌，适宜消化不良、食欲不振等患者食用；鸭蛋中钙、铁、锌等矿物质含量丰富，可促进骨骼发育，预防贫血。但鸭蛋中胆固醇含量较高，故气滞腹胀、癌症、高血压、高脂血症、动脉硬化及脂肪肝患者忌食；孕妇忌食咸鸭蛋；肾炎病人忌食皮蛋。

鸭蛋可用于煮、炒、做汤，也可制成咸鸭蛋和松花蛋食用，但咸鸭蛋含盐量高，不宜多吃，食用后应多喝水；松花蛋里含铅，食用过多会引起食欲减退、胃肠炎，所以也应少吃。

牛 奶

牛奶是最古老的天然饮料之一，被誉为"白色血液"。在不同国家，牛奶分有不同的等级，目前最普遍的是全脂、低脂、脱脂牛奶及一些有添加物的牛奶，如高钙低脂牛奶，其中就增添了钙质。牛奶中含有丰富的钙及人体生长发育所必需的全部氨基酸，消化率可高达98%，是其他食物无法比拟的。

牛奶主要营养素含量（每100g）														
食物名称	可食部分(%)	水分(g)	能量(kcal)	蛋白质(g)	脂肪(g)	碳水化合物(g)	维生素A(μg)	维生素B₁(mg)	维生素B₂(mg)	烟酸(mg)	维生素E(mg)	钠(mg)	钙(mg)	铁(mg)	胆固醇
牛奶	100	89.8	54	3	3.2	3.4	24	0.03	0.14	0.1	0.21	37.2	104	0.3	15

食物搭配要点

牛奶 + 淀粉类食物 ✓ 牛奶富含蛋白质，而馒头、米饭、面包、饼干等淀粉类食物可以延长牛奶在胃中的停留时间，使牛奶与胃液充分发生酶解作用，利于蛋白质的消化吸收。

牛奶 + 酸性水果 ✗ 牛奶中蛋白质含量很高，与山楂、柑橘等酸性水果中的果酸相遇，会发生凝结、沉淀，易导致消化不良或腹泻。

牛奶 + 菠菜 ✗ 牛奶含有丰富的蛋白质和钙，菠菜中富含草酸，二者同食会生成不溶性的草酸钙，影响人体对钙的吸收。

营养专家说

一般人群均可食用牛奶。牛奶含蛋白质，能保护胃黏膜，适宜慢性胃炎、胃溃疡及十二指肠溃疡、结肠炎及胃癌、结肠癌等患者饮用；牛奶为全蛋白食物，且含有丰富的活性钙，能促进大脑发育及骨骼钙化，适宜儿童、老年人及更年期女性饮用；牛奶中胆固醇含量低，适宜高血压、冠心病、动脉硬化、肝病等患者饮用；牛奶有镇静安神的作用，失眠、神经衰弱等患者可睡前饮用。

牛奶可直接饮用，但不宜空腹喝，宜与馒头、米饭、面包、饼干等淀粉类食物搭配食用。另外，牛奶也可用来煮粥、做菜、煲汤、做奶茶、做布丁、做酸奶或奶酪等。

酸 奶

酸奶是以牛奶为原料，经过巴氏杀菌后再向牛奶中添加有益菌（发酵剂），经发酵后，再冷却灌装的一种牛奶制品。和新鲜牛奶相比，酸奶不但保留了牛奶的全部营养成分，而且更容易消化吸收，还产生了多种维生素，营养价值更高。目前市场上的酸奶制品主要有凝固型、搅拌型和添加各种果汁果酱等辅料的果味型。

酸奶主要营养素含量（每100g）														
食物名称	可食部分(%)	水分(g)	能量(kcal)	蛋白质(g)	脂肪(g)	碳水化合物(g)	维生素A(μg)	维生素B₁(mg)	维生素B₂(mg)	烟酸(mg)	维生素E(mg)	钠(mg)	钙(mg)	铁(mg)	胆固醇
酸奶	100	84.7	72	2.5	2.7	9.3	26	0.03	0.15	0.2	0.12	39.8	118	0.4	15

🍲 食物搭配要点

✓ **酸奶 + 淀粉类食物**　与米饭、馒头、面包等淀粉类食物同食，可延长酸奶中营养物质在胃中的停留时间，提高营养素的吸收利用率。

✓ **酸奶 + 富含维生素C 的水果**　酸奶中缺乏维生素C，若与富含维生素C的水果搭配食用，可以弥补酸奶营养的不足。

✗ **酸奶 + 加工肉品**　香肠、腊肉等加工肉品中添加了亚硝酸，会和酸奶中的胺形成致癌物亚硝酸胺，故不宜同食。

🍲 营养专家说

一般人群均可食用酸奶，尤其适宜身体虚弱、气血不足、营养不良、肠燥便秘、高脂血症、动脉硬化、冠心病、脂肪肝及消化道癌症患者食用。另外，酸奶中的乳糖经过分解代谢后可有效保护胃黏膜，特别适宜胃炎、胃溃疡等患者饮用；酸奶中含有丰富的钙、磷，且易于消化吸收，非常适宜少儿、老人、孕妇及更年期女性饮用。但是，胃酸过多、胃肠道手术后的病人、腹泻或其他肠道疾病患者忌食。

酸奶最好在饭后喝，可直接饮用，但喝完后要及时漱口，以免乳酸腐蚀牙齿；也可以做料理，如水果酸奶沙拉、酸奶果汁、酸奶布丁等。但切忌加热后饮用，以免杀死有益菌，改变酸奶的口味，降低酸奶的营养价值。

鲫鱼

鲫鱼，俗名鲫瓜子，是一种常见的淡水鱼。鲫鱼肉味鲜美，肉质细嫩，营养全面，含蛋白质多，脂肪少，食之鲜而不腻，略感甜味，唯一的缺点是刺细小且多。新鲜鲫鱼眼睛略凸，眼球黑白分明，不新鲜的则是眼睛凹陷，眼球浑浊。鲫鱼在我国分布广泛，通常2～4月份和8～12月份的鲫鱼最肥美。

鲫鱼主要营养素含量（每100g）													
食物名称	可食部分(%)	水分(g)	能量(kcal)	蛋白质(g)	脂肪(g)	碳水化合物(g)	维生素A(μg)	维生素B₁(mg)	维生素B₂(mg)	烟酸(mg)	维生素E(mg)	钠(mg)	钙(mg)	铁(mg)	胆固醇
鲫鱼	54	75.4	108	17.1	2.7	3.8	17	0.04	0.09	2.5	0.68	41.2	79	1.3	130

食物搭配要点

鲫鱼 + 豆腐　二者都富含优质蛋白质和钙，经常搭配食用，既可补充钙质，又能增进食欲。

鲫鱼 + 番茄　番茄含有大量维生素C，鲫鱼富含蛋白质，两者搭配一起吃，可使营养素互补，促进身体健康。

鲫鱼 + 猪肝　鲫鱼含有多种生物活性物质，和猪肝同时食用会降低猪肝的营养价值，还会导致腹痛、腹泻。

营养专家说

一般人群均可食用鲫鱼，尤其适宜脾胃虚弱、食欲不振、痔疮出血、慢性泻痢、水肿、肝硬化腹水、小儿麻疹患者及产后乳少的产妇食用。另外，鲫鱼富含硒，可预防癌症；鲫鱼中的脂肪多由不饱和脂肪酸组成，有利于心血管健康，高血压、高脂血症、冠心病等患者可常食；鲫鱼含有丰富的钙、磷、钾、镁等矿物质，对肝肾疾病、心脑血管疾病都有很好的预防作用；鲫鱼的头含有丰富的卵磷脂，可降低血清中胆固醇水平，有益大脑神经发育，提高记忆力。但感冒发热者忌食。

鲫鱼的食用方法很多，可清蒸、红烧、干烧、煎炸、煲汤等。在熬鲫鱼汤时，可先用油煎一下，再用小火慢熬，整个汤就会呈现出乳白色，味道更鲜美。

草鱼

草鱼，又称鲩鱼、厚子等，为典型的草食性鱼类。因其生长迅速，饲料来源广，是中国淡水养殖的四大家鱼之一。草鱼个体大，最大个体可达40公斤。因肉质肥嫩、味鲜美、肌间刺少而备受消费者喜爱。

草鱼主要营养素含量（每100g）														
食物名称	可食部分(%)	水分(g)	能量(kcal)	蛋白质(g)	脂肪(g)	碳水化合物(g)	维生素A(μg)	维生素B₁(mg)	维生素B₂(mg)	烟酸(mg)	维生素E(mg)	钠(mg)	钙(mg)	铁(mg)	胆固醇
草鱼	100	84.7	72	2.5	2.7	9.3	26	0.03	0.15	0.2	0.12	39.8	118	0.4	15

食物搭配要点

✓ **草鱼 + 黑木耳** 黑木耳富含维生素K，有活血抗凝的作用，草鱼含有丰富的不饱和脂肪酸，可降低胆固醇，二者搭配食用，能促进血液循环，预防动脉硬化。

✓ **草鱼 + 豆腐** 草鱼含有磷、铜等微量元素，与富含钙的豆腐同食，可促进骨骼和牙齿的发育，预防老年人骨质疏松。

✓ **草鱼 + 番茄** 草鱼富含不饱和脂肪酸，番茄富含维生素C，二者同食可强身健体，增强免疫力。

营养专家说

一般人群均可食用草鱼。草鱼中的不饱和脂肪酸能调节血脂，清除血栓，适宜高血压、动脉硬化、心脏病、中风等心脑血管病患者食用；草鱼含有丰富的硒元素，有抗衰老、养颜、抗肿瘤的功效，早衰、癌症患者可常食；草鱼中含铜量较高，能加速血红蛋白合成，预防贫血；草鱼肉嫩而不腻，具有补脾开胃、滋补强身的作用，适宜身体瘦弱、食欲不振、小儿发育不良及产后乳少等患者调养食用。但需要注意的是，草鱼性温，不宜大量食用，否则会助热生火，容易诱发各种疮疥。另外，女性在经期食用草鱼容易产生疲倦感，出现水肿症状。

草鱼可煎炸、清蒸、红烧、干烧、煲汤等，烹调时不用放味精就很鲜美；还可做成鱼丸、鱼豆腐等食用。另外，鱼胆有毒，食用时需小心。

鲈鱼

鲈鱼，又名花鲈、鲈板，主产于辽宁大东沟、旅大、营口，河北秦皇岛，天津北塘，山东羊角沟、烟台、石岛、青岛等地，但以北塘产的品质最好，产期在3~8月份，立秋前后产的品质最好。新鲜鲈鱼体的背部呈灰色，两侧及腹部银灰，体侧上部及背鳍有黑色斑点，斑点随年龄的增长而减少，且肉质白嫩、清香，没有腥味，肉为蒜瓣形，味鲜美。

鲈鱼主要营养素含量（每100g）													
食物名称	可食部分(%)	水分(g)	能量(kcal)	蛋白质(g)	脂肪(g)	维生素A(μg)	维生素B$_1$(mg)	维生素B$_2$(mg)	烟酸(mg)	维生素E(mg)	钠(mg)	钙(mg)	铁(mg)	胆固醇
鲈鱼	58	77.7	100	18.6	3.4	19	0.03	0.17	3.1	0.75	144.1	138	2	86

食物搭配要点

✓ **鲈鱼 + 胡萝卜** 鲈鱼富含蛋白质，胡萝卜含有大量的膳食纤维和类胡萝卜素，二者搭配食用，可使营养互补，并利于营养素的吸收和利用。

✓ **鲈鱼 + 豆腐** 鲈鱼富含优质动物蛋白和钙，豆腐则富含植物性蛋白质和钙质，二者同食，可提高蛋白质的吸收利用率，并能促进骨骼发育，预防老年人骨质疏松。

✗ **鲈鱼 + 乳酪** 鲈鱼含丰富的钙质，乳酪所含的化学成分会影响钙的消化吸收，故二者不宜同食。

营养专家说

鲈鱼营养丰富，一般人群均可食用。鲈鱼含蛋白质、维生素A、B族维生素、钙、镁、锌、硒等营养元素，具有补肝肾、益脾胃、化痰止咳之效，对肝肾功能不足的人有很好的补益作用；鲈鱼血中含有较多的铜元素，能维持神经系统的正常功能，还是多种氧化酶的辅助因子，能加速血红蛋白合成，适宜贫血、胎动不安、产后少乳等患者食用；准妈妈和产后妇女吃鲈鱼，既可补身，又不会造成营养过剩而导致肥胖。但鲈鱼属于动风发物，故患有皮肤病、疮肿者忌食。

鲈鱼最宜清蒸、红烧或炖汤，既可保持鱼肉的鲜美，又可以保留更多的营养。

鲢 鱼

鲢鱼，又名白鲢、鲢子，为我国主要的淡水鱼类，是著名的四大家鱼之一。鲢鱼可分白鲢、花鲢、长丰鲢三种，其中花鲢的肉质比其他两种较紧实。四季均产，以冬季产的最好。鲢鱼肉质鲜嫩且细腻，刺细小且多，但营养丰富，深受人们喜爱。

鲢鱼主要营养素含量（每100g）												
食物名称	可食部分(%)	水分(g)	能量(kcal)	蛋白质(g)	脂肪(g)	维生素A(μg)	维生素B₁(mg)	维生素B₂(mg)	烟酸(mg)	维生素E(mg)	钠(mg)	钙(mg)	铁(mg)	胆固醇
鲢鱼	61	77.8	102	17.8	3.6	20	0.03	0.07	2.5	1.23	57.5	53	1.4	99

食物搭配要点

鲢鱼 + 莲藕 ✓
鲢鱼能提供丰富的胶质蛋白，莲藕富含维生素C，可促进皮肤的新陈代谢，二者搭配食用可以滋养肌肤，对皮肤粗糙、脱屑等症均有疗效。

鲢鱼 + 豆腐 ✓
鲢鱼和豆腐都是高钙食品，二者搭配食用可以为人体补充充足的钙质，预防骨质疏松。

鲢鱼 + 甘草 ✗
鲢鱼和甘草药性相反，搭配食用会引起腹泻，因此应避免同食。

营养专家说

一般人群均可食用鲢鱼，尤其适宜脾胃虚弱、食欲减退、瘦弱乏力、腹泻、溃疡、水肿、哮喘、气管炎、皮肤干燥患者及产妇食用。鲢鱼中还含有ω-3脂肪酸，具有抑制癌细胞扩散的作用，长期食用可预防肠炎、肠癌等肠道疾病；鲢鱼中含有的不饱和脂肪酸和鱼鳞中含有的卵磷脂，可降低血脂，降低胆固醇，适宜高脂血症、动脉硬化、脑血栓、冠心病等心脑血管疾病患者调养食用；鲢鱼味甘性温，能祛除脾胃寒气，可用于辅助治疗脾胃虚寒、脾胃虚弱及慢性胃炎等症。但脾胃蕴热者不宜食用；瘙痒性皮肤病、内热、荨麻疹、癣病者应忌食。

鲢鱼的食用方法很多，可清蒸、清炖、红烧、干烧、烧烤、油炸等，也可做成鱼丸食用，但尤以清蒸、油浸最能体现出鲢鱼清淡、鲜香的特点。

带鱼

带鱼，又名刀鱼、牙带鱼等，与大黄鱼、小黄鱼及乌贼并称为中国的四大海产。带鱼的银鳞并不是鳞，而是一层由特殊脂肪形成的表皮，称为"银脂"，是营养价值较高且无腥无味的优质脂肪。带鱼肉厚且细，脂肪较多且集中于体外层，味鲜美，刺较少，但腹部有游离的小刺，是我们日常食用的海鱼之一。

带鱼主要营养素含量（每100g）														
食物名称	可食部分(%)	水分(g)	能量(kcal)	蛋白质(g)	脂肪(g)	碳水化合物(g)	维生素A(μg)	维生素B$_1$(mg)	维生素B$_2$(mg)	烟酸(mg)	维生素E(mg)	钠(mg)	钙(mg)	铁(mg)	胆固醇
带鱼	76	73.3	127	17.7	4.9	3.1	29	0.02	0.06	2.8	0.82	150.1	28	1.2	76

食物搭配要点

带鱼 + 豆腐 带鱼富含优质动物性蛋白质和不饱和脂肪酸，豆腐富含植物性蛋白质和钙，二者搭配食用，可使营养互补。

带鱼 + 鸡蛋 二者都含有丰富的卵磷脂，具有补脑功能，对促进智力发育，提高记忆力有益。

带鱼 + 荆芥 二者同食后易动风，引发皮肤疾病。

营养专家说

一般人群均可食用。带鱼富含优质蛋白质、不饱和脂肪酸及多种矿物质和维生素，特别适宜气短乏力、久病体虚、血虚头晕、食少羸瘦、营养不良以及皮肤干燥者调补食用；带鱼含有丰富的硒，具有抗癌作用，常食可降低肿瘤发病率；带鱼的DHA、EPA和卵磷脂含量高于淡水鱼，能补充大脑营养，健脑益智，适宜儿童及老年人食用；带鱼中丰富的镁元素对心血管系统有很好的保护作用，有利于预防高血压、心肌梗死等心血管疾病。但是，带鱼为发物，故皮肤病、皮肤过敏者及红斑性狼疮、痈疖疔毒、淋巴结核、支气管哮喘等患者皆应忌食。

带鱼肉质细腻，没有泥腥味，可用于清炖、清蒸、油炸、清蒸、红烧，也可以做干锅、火锅以及多种西式、日式料理。

虾

虾是一种生活在水中的节肢动物，种类很多，按出产来源不同，分为海水虾、淡水虾和半咸水虾三种，其中海虾有南极红虾、对虾、明虾、基围虾、琵琶虾、龙虾等；淡水虾有青虾、河虾、草虾等；半咸水虾有白虾等。不管何种虾，都有很高的营养价值，其肉质和鱼一样松软，易消化，无腥味和骨刺，对人体的健康极有裨益。

食物名称	可食部分(%)	水分(g)	能量(kcal)	蛋白质(g)	脂肪(g)	碳水化合物(g)	维生素A(μg)	维生素B₁(mg)	维生素B₂(mg)	烟酸(mg)	维生素E(mg)	钠(mg)	钙(mg)	铁(mg)	胆固醇
虾	60	75.2	101	18.2	1.4	3.9	21	0.02	0.07	2.9	1.69	172	83	2	181

虾主要营养素含量（每100g）

食物搭配要点

✓ **虾 + 金针菇**　二者都含有大量的锌，经常食用可增强智力，促进身体发育，非常适宜少年儿童食用。

✓ **虾 + 油菜**　虾富含蛋白质和多种矿物质，油菜中维生素A、维生素C和钙的含量都很高，二者同食可使营养互补，同时增加人体免疫功能。

✗ **虾 + 柑橘类水果**　虾富含钙质，柑橘类水果含有单宁酸，二者同食会产生不易消化的物质，对胃产生刺激作用，引发呕吐等胃部不适。

营养专家说

一般人群均可食用虾，尤其适宜心血管疾病、身体虚弱、病后需要调养的患者及小儿、孕产妇、老人食用。虾中含有丰富的牛磺酸，可降低血液中胆固醇水平，防止动脉硬化、高血压及心肌梗死；虾中含有的天然虾青素，有抗氧化、抗衰老、抗肿瘤、预防心脑血管疾病的作用。但需注意的是，虾为发物，过敏性疾病，如支气管哮喘、反复发作的过敏性皮炎、过敏性腹泻等患者均应忌食。

虾可白灼、椒盐、红烧、油焖、烧烤、油炸、炒、涮等。海虾属于寒凉阴性类食物，最好与姜、醋等作料共同食用，即能杀菌，又可以防止身体不适。

栗子

栗子，又名栗，属于坚果类，是我国特产，素有"干果之王"的美誉。栗子香甜味美，营养丰富，含有大量淀粉、蛋白质、维生素等多种营养素，自古就作为珍贵的果品，是干果之中的佼佼者。中医认为，栗子有补肾健脾、强身壮骨、益胃平肝等功效，故又被称为"肾之果"。目前我国比较著名的品种有良乡板栗、迁西明栗、莱阳红光栗、锥栗等。

栗子主要营养素含量（每100g）														
食物名称	可食部分(%)	水分(g)	能量(kcal)	蛋白质(g)	脂肪(g)	碳水化合物(g)	维生素A(μg)	维生素B$_1$(mg)	维生素B$_2$(mg)	烟酸(mg)	维生素E(mg)	钠(mg)	钙(mg)	铁(mg)	维生素C(mg)
栗子(干)	73	13.4	345	5.3	1.7	1.2	77.2	5	00.8	0.15	0.8	11.45	8.5	1.2	25

食物搭配要点

栗子 + 鸡肉 栗子富含糖类物质，能帮助脂肪代谢；鸡肉含蛋白质、脂肪，二者搭配食用，可为人体提供足够的热量，并有利于吸收鸡肉的营养成分。

栗子 + 白菜 二者都含维生素C及多种矿物质，搭配食用可达到补充营养、强壮身体的效果。

栗子 + 羊肉 二者都是温热食物，均不易消化，若搭配食用会加重脾胃负担，引起消化不良、腹胀，甚至呕吐。

营养专家说

一般人群均可食用栗子，特别适宜中老年人肾虚、腰酸腰痛、腿脚无力、小便频多、气管炎咳嗽、内寒泄泻等患者食用。另外，栗子中所含有的不饱和脂肪酸和维生素、矿物质，对高血压、冠心病、动脉硬化、骨质疏松等疾病有较好的预防作用；栗子含有的维生素C能促进铁的吸收，防治骨质疏松。但是，栗子含淀粉很多，故糖尿病患者忌食；婴幼儿、脾胃虚弱、消化不良及风湿病患者不宜多食。

栗子的食用方法很多，可以炒着吃，也可以煲汤、煮粥或煨熟食用，还可以碾碎做成糕点。但不宜一次吃太多，以免摄入过多的热量，不利于保持体重。

第三章　厨房常备食材的营养及配伍

核 桃

　　核桃，又称胡桃、羌桃，与杏仁、腰果、榛子并称为世界著名的"四大干果"。核桃仁外形类似人的脑部形状，不仅味美，而且营养价值很高，含有人体必需的多种营养素，因其卓著的健脑益智效果，又享有"益智果"、"长寿果"等美称，是深受老百姓喜爱的坚果类食品之一。

核桃主要营养素含量（每100g）													
食物名称	可食部分(%)	水分(g)	能量(kcal)	蛋白质(g)	脂肪(g)	维生素A(μg)	维生素B_1(mg)	维生素B_2(mg)	烟酸(mg)	维生素E(mg)	钠(mg)	钙(mg)	铁(mg)	维生素C(mg)
核桃(干)	43	5.2	627	14.9	58.8	9.5	5	0.15	0.14	0.9	43.21	6.4	2.7	1

食物搭配要点

✓ **核桃 + 芝麻** 二者都富含维生素E，具有抗氧化、抗衰老作用，经常搭配食用可改善皮肤弹性，延缓肌肤衰老。

✓ **核桃 + 红枣** 核桃中脂肪含量多，维生素C含量很少，而红枣中富含维生素C和维生素P，能促进脂肪分解，实现营养互补。

✗ **核桃 + 白酒** 核桃性温，含脂肪多，而白酒也属辛热之物，二者同食，易生痰动火，轻者燥咳，严重时会流鼻血。

营养专家说

　　一般人群均可食用核桃，尤其适宜肾虚、肺虚、神经衰弱、气血不足、癌症患者食用。核桃中含精氨酸、亚油酸、维生素E等营养物质，能降低胆固醇，保护心血管，适宜高脂血症、高血压、冠心病、中风、老年痴呆等患者食用；核桃中含B族维生素及锌、锰等有益大脑的矿物质，适宜脑力劳动者及青少年经常食用；核桃的脂肪含量较高，既能润肠治便秘，也可使消瘦的人增重。但是，腹泻、阴虚火旺、痰热咳嗽、便溏腹泻、素有内热盛及痰湿重者均应忌食。

　　核桃既可以生食，也可以搭配其他食材炒食，还可以榨油、配制糕点、糖果等。但需注意，核桃脂肪含量较高，一次不要吃得太多，否则会影响消化。

杏仁

杏仁，是蔷薇科杏的种子，分为甜杏仁和苦杏仁，其中甜杏仁主要产于我国南方，又名南杏仁，味道微甜、细腻，多作食用；苦杏仁多产于北方，又名北杏仁，带苦味，多作药用，略有小毒，不能多食。杏仁营养丰富，是人们喜爱的坚果之一。

杏仁主要营养素含量（每100g）													
食物名称	可食部分(%)	水分(g)	能量(kcal)	蛋白质(g)	脂肪(g)	膳食纤维(g)	碳水化合物(g)	维生素B₁(mg)	维生素B₂(mg)	维生素E(mg)	钠(mg)	钙(mg)	铁(mg)	维生素C(mg)
杏仁	100	5.6	514	24.7	44.8	19.2	2.9	00.8	1.25	18.53	7.1	71	1.3	26

食物搭配要点

✓ **杏仁+糙米** 杏仁中脂肪含量偏高，质润，味苦而下气，糙米则含膳食纤维，二者同食可起到润肠通便的作用，有利于防治便秘和肠癌。

✓ **杏仁+牛奶** 杏仁中的脂肪油和氨基酸可润燥护肤，消除色斑，与润肤养颜的牛奶同食，能达到美容祛斑的效果。

✓ **杏仁+梨** 杏仁中含有苦杏仁苷，可止咳平喘；而梨甘甜多汁，能生津止渴、化痰清热，二者搭配，可用于冬、春季发热、咳嗽或有内热者。

营养专家说

一般人群均可食用杏仁，尤其适宜有呼吸系统疾病、癌症患者以及术后放化疗的患者。这是因为杏仁中含有独特物质——苦杏仁苷，它在体内的水解物对呼吸中枢有抑制作用，可镇咳、平喘；另外，苦杏仁苷可杀死体内的癌细胞，并在体内生成安息香，具有镇痛作用，可有效改善晚期癌症患者的症状，延长生存期。但阴虚咳嗽、湿热体质、泻痢便溏、糖尿病患者及产妇、婴幼儿均不宜吃杏仁及其制品。

杏仁食用的方法很多，甜杏仁可以直接食用；苦杏仁不可生食，在食用前必须先在水中浸泡多次，并加热煮沸，以减少其中的有毒物质。杏仁可用来做茶、粥、饼、面包、蛋糕、曲奇等多种类型的食品，或搭配其他材料做菜、煲汤等。

第三章 厨房常备食材的营养及配伍

榛 子

榛子，又称山板栗，因其外形似栗子，卵圆形，有黄褐色坚硬外壳，果仁肥白而圆，有香气，含油脂量很大，吃起来特别香美，是人们喜爱的坚果之一。榛子营养丰富，尤其是钙、磷、钾、镁的含量均高于其他坚果，故有"坚果之王"的美称。

榛子主要营养素含量（每100g）														
食物名称	可食部分(%)	水分(g)	能量(kcal)	蛋白质(g)	脂肪(g)	膳食纤维(g)	碳水化合物(g)	维生素A(μg)	维生素B₁(mg)	维生素B₂(mg)	烟酸(mg)	维生素E(mg)	钠(mg)	钙(mg)	铁(mg)
榛子(干)	27	7.4	542	20	44.8	9.6	14.7	8	0.62	0.14	2.5	36.45	4.7	104	6.4

食物搭配要点

榛子 + 大米　榛子含蛋白质、脂肪及多种营养素，大米含碳水化合物，二者搭配煮粥，可为人体补充能量，起到调养身体的作用。

榛子 + 枸杞子　榛子中维生素A有助于保护视力，枸杞子可补肝明目，二者同食，对预防花眼、保护视力有帮助。

榛子 + 藕粉　榛子营养丰富，与富含碳水化合物和铁质的藕粉同时，可增进体力，预防贫血，对病后体虚者尤为适宜。

营养专家说

一般人群均可食用榛子。榛子含油脂（大多为不饱和脂肪酸），使所含的脂溶性维生素更易为人体所吸收，能增强体质，最适宜食欲不振、体倦乏力、病后虚羸、易饥饿、眼花、消瘦、糖尿病、癌症等患者调养食用；榛子中不饱和脂肪酸、维生素E和钾，可抗氧化，软化血管，促进胆固醇代谢，适宜高血压、动脉硬化等心脑血管疾病患者常食；榛子含镁、磷、钙等矿物质，可强壮骨骼，适宜儿童、中老年人及更年期女性食用。但是，胆功能严重不良、过敏体质者应慎食；榛子性滑，泄泻便溏者应少食。

榛子不宜生食，可炒熟当零食吃，但不宜一次吃太多；也可以配伍其他食材煮粥或制作糕点等。但需注意，存放时间较长的榛子不宜食用，以免脂肪变质。

莲 子

莲子，又称莲实、莲米，是睡莲科植物莲的干燥成熟种子。因外壳坚硬，古人称之为石莲子。莲子品种较多，大都以产地或其形状命名，其中湘莲、大白莲、建莲为全国三大名莲，在国内外享有盛誉。优质莲子皮色淡红，皮纹细致，粒大饱满，生吃微甜，一煮就酥，食之软糯清香，是老少皆宜的滋补品。

莲子主要营养素含量（每100g）														
食物名称	可食部分(%)	水分(g)	能量(kcal)	蛋白质(g)	脂肪(g)	膳食纤维(g)	碳水化合物(g)	维生素B₁(mg)	维生素B₂(mg)	烟酸(mg)	维生素E(mg)	钠(mg)	钙(mg)	铁(mg)	维生素C(mg)
莲子(干)	100	344	9.5	17.2	2	3	64.2	0.16	0.08	4.2	2.71	5.1	97	3.6	5

食物搭配要点

☑ **莲子 + 木瓜**　莲子中含有氧化黄心树宁碱，木瓜中含有木瓜碱，这些碱性物质都有抑制癌细胞的作用，二者同食可起到防癌抗癌的保健功效。

☑ **莲子 + 山药**　莲子中碳水化合物含量很高，而山药中含有淀粉酶、多酚氧化酶等物质，二者同食，促进消化，补虚强身。

☑ **莲子 + 桂圆**　二者都含烟酸，对神经系统有益，能镇静安神，搭配煲汤可有效改善失眠、心悸等症状。

营养专家说

莲子营养丰富，一般人群均可食用。尤其适宜体质虚弱、脾虚久泄、心慌、失眠多梦、慢性腹泻、癌症患者及久病、产后或老年体虚者食用。另外，莲子所含的莲子碱有平抑性欲、止遗涩精的作用，适宜肾虚遗精、滑精者调养食用；莲子中央绿色的芯，称莲子芯，含有莲心碱、异莲心碱等多种生物碱，味道极苦，有清热泻火及强心作用，适宜口舌生疮、中暑烦热、心律不齐、心悸等患者食用。但是，中满痞胀及大便燥结者忌服；体虚或者脾胃功能弱者慎食。

莲子的食用方法很多，鲜莲子可以直接生食，干莲子可以煲汤、煮羹、煮粥，还可做成菜肴、糕点等。

松子

松子是松树的种子，又称海松子。松子营养丰富，富含脂肪、蛋白质、碳水化合物等多种营养素，有很高的保健价值。松子也是一味很重要的中药，经常食用可滋润皮肤，强筋健骨，延年益寿，因此享有"长寿果"的美誉。

食物名称	可食部分(%)	水分(g)	能量(kcal)	蛋白质(g)	脂肪(g)	膳食纤维(g)	碳水化合物(g)	维生素A(μg)	维生素B₁(mg)	维生素B₂(mg)	烟酸(mg)	维生素E(mg)	钠(mg)	钙(mg)	铁(mg)
松子主要营养素含量（每100g）															
松子(干)	100	0.8	698	13.4	70.6	10	2.2	2	0.19	0.25	4	32.79	10.1	78	43

食物搭配要点

✓ **松子+玉米**　二者均含不饱和脂肪酸和维生素E，搭配食用可消除大脑疲劳，维持脑细胞功能，起到益智健脑、延缓衰老的作用。

✓ **松子+鸡肉**　松子中维生素E可增强机体耐力，鸡肉含优质蛋白质，二者同食可强身健体。

✓ **松子+南瓜**　松子含有大量的油脂，南瓜则富含膳食纤维，二者搭配食用，可润燥滑肠，防治便秘。

营养专家说

一般人群均可食用松子，尤其适宜中老年体质虚弱及慢性支气管炎久咳无痰者食用。松仁富含脂肪油，能润肠通便，缓泻而不伤正气，非常适宜老人体虚便秘、小儿津亏便秘及产后、病后的便秘患者食用；松子中富含亚油酸、亚麻油酸等不饱和脂肪酸，能降低血脂，软化血管，适宜高脂血症、动脉硬化等心脑血管疾病患者食用；松子中的磷和锰，对大脑和神经有补益作用，适宜学生、脑力工作者食用，同时也可预防老年痴呆症。但便溏、精滑、咳嗽痰多、腹泻者忌用；因含油脂丰富，所以胆功能严重不良者应慎食。

松子不宜生食，可炒食、煮食；也可搭配其他食材做菜、煲汤、制作糕点或糖果；还可榨油，替代其他植物油食用。但需要注意的是，存放时间长的松子会产生"油哈喇"味，不宜食用。

花 生

花生，又名"落花生"或"长生果"，为豆科作物，是我国产量丰富、食用广泛的一种坚果。花生果壳内的种子通称为花生米或花生仁，由种皮、子叶和胚三部分组成，种皮的颜色为淡褐色或浅红色，种皮内为两片子叶，呈乳白色或象牙色。从花生果仁中提取的油脂呈透明、淡黄色，味芳香，是人们日常食用的优质食用油之一。

花生主要营养素含量（每100g）															
食物名称	可食部分(%)	水分(g)	能量(kcal)	蛋白质(g)	脂肪(g)	膳食纤维(g)	碳水化合物(g)	维生素A(mg)	维生素B₁(mg)	维生素B₂(mg)	烟酸(mg)	维生素E(mg)	钠(mg)	钙(mg)	铁(mg)	维生素C(mg)
花生(生)	100	563	6.9	25	44.3	5.5	16	5	0.72	0.13	17.9	18.09	3.6	39	2.1	2

食物搭配要点

花生 + 猪蹄　二者都含较高的脂肪和蛋白质，搭配煲汤喝，有滋补气血、养血通乳作用，适宜妇女产后乳汁不足者食用。

花生 + 红枣　花生有凝血作用，花生红衣则有补血功效，搭配富含维生素C和铁质的红枣食用，对多种出血性疾病有止血、补血的作用。

花生 + 螃蟹　花生仁的脂肪含量偏高，属于油腻之物，若与寒凉的螃蟹同食，容易导致腹泻，肠胃虚弱的人更应忌食。

营养专家说

一般人群均可食用花生，营养不良、食欲不振者及儿童、青少年、老年人、妇女产后缺乳者宜多食。花生中的脂肪多为亚油酸，能降低胆固醇，适宜高血压、高脂血症、冠心病、动脉硬化等心血管病患者食用。但花生消化时会消耗较多的胆汁，因此胆病患者不宜食用；花生有止血作用，会促进血栓形成，所以血黏度高或血栓患者不宜食用。此外，内热上火、跌打损伤、体寒湿滞及腹泻者也应忌食。

花生有很多吃法，可以直接生食，也可以炒食、煮食、油炸、煲汤、熬粥、做菜，还可以碾碎制作各种糕点。

葵花子

葵花子，即向日葵的种子，葵花子含油量极高，为重要的油料作物。目前主要有食用型、油用型和兼用型三类。葵花子含不饱和脂肪酸、多种维生素和微量元素，炒熟后味香可口，是一种广受欢迎的传统休闲食品。

	葵花子主要营养素含量（每100g）												
食物名称	可食部分(%)	水分(g)	能量(kcal)	蛋白质(g)	脂肪(g)	膳食纤维(g)	碳水化合物(g)	维生素B_1(mg)	维生素B_2(mg)	烟酸(mg)	维生素E(mg)	钠(mg)	钙(mg)	铁(mg)
葵花子	100	7.8	606	19.1	53.4	4.5	12.2	1.8	0.16	4.5	79.09	50	1	2.9

食物搭配要点

葵花子 + 大米　葵花子含B族维生素和维生素E，可安定情绪，大米也是B族维生素的主要来源，经常搭配食用对改善不良情绪及抑郁症大有裨益。

葵花子 + 黑芝麻　二者都富含亚油酸，搭配食用有助于降低胆固醇，防治心脑血管疾病。

葵花子 + 蜂蜜　葵花子富含油脂，能润肠通便，蜂蜜能调节胃肠功能，二者搭配食用对治疗便秘有很好的作用。

营养专家说

葵花子营养丰富，一般人群均可食用。特别适宜高脂血症、动脉硬化、冠心病等心脑血管病患者及癌症、蛲虫病等患者食用。另外，葵花子含有维生素B_8，能辅助治疗抑郁症、神经衰弱、失眠症等，还能增强人的记忆力；葵花子中含有制造精液不可缺少的精氨酸，适宜成年男性食用；葵花子中还含磷、铁、锌、钾、镁、钙等微量元素，有助于强壮骨骼、预防贫血。但需要注意的是，葵花子含钠盐较高，容易引发高血压，故高血压患者要少吃；肝炎患者忌食。

葵花子可生食、炒食或烤制后食用，也可以整个、切碎、磨碎或发芽后制作菜肴、煲汤或各种糕点，还可榨油食用。但炒熟的葵花子性燥热，不宜多食。

黄 豆

黄豆，又名大豆，是豆科植物大豆的黄色种子，在我国广泛种植，以东北大豆质量最优。黄豆不仅味美，而且有很高的营养价值，被誉为"豆中之王""田中之肉"，其保健价值已得到越来越多人的认可。

食物名称	黄豆主要营养素含量（每100g）												
	可食部分(%)	水分(g)	能量(kcal)	蛋白质(g)	脂肪(g)	碳水化合物(g)	维生素A(mg)	维生素B_1(mg)	维生素B_2(mg)	烟酸(mg)	维生素E(mg)	钠(mg)	钙(mg)	铁(mg)
黄豆	100	10.2	359	35.1	16	18.6	15.5	37	0.41	0.2	2.1	2.2	191	8.2

食物搭配要点

✓ **黄豆+醋** 醋含有氨基酸、糖、维生素、矿物质及醇，对人体新陈代谢大有好处；黄豆含优质蛋白质、维生素和矿物质，二者搭配食用可使皮肤细嫩光滑，抗衰老。

✓ **黄豆+小米** 小米含有的氨基酸中缺乏赖氨酸，而黄豆的氨基酸中含赖氨酸，可以补充小米的不足，二者同用可提高蛋白质的吸收利用率。

✗ **黄豆+酸奶** 酸奶含丰富的钙质，而黄豆所含的化学成分会影响钙的消化吸收，因此二者不宜同食。

营养专家说

一般人群均可食用黄豆，是气血不足、营养不良、动脉硬化、三高、冠心病、脂肪肝、糖尿病、肥胖患者及儿童、老年人、脑力工作者的理想食品。另外，黄豆中含有丰富的大豆异黄酮，可双向调节雌激素，延迟女性衰老，预防乳腺癌，更年期女性可常食。但黄豆在消化吸收过程中会产生大量的气体造成腹胀，故消化功能不良、胃脘胀痛、腹胀等有慢性消化道疾病的人应少食；患有严重肝病、肾病、痛风、消化性溃疡、低碘者应禁食。

黄豆不可生食，可煮粥、煲汤或制作菜肴、糕点；也可以加工成豆制品，如豆腐、豆浆、腐竹等；还可做发酵豆制品，包括腐乳、豆瓣酱、酱油、豆豉、纳豆等。

绿 豆

绿豆，又名青小豆，是我国人民的传统豆类食物。绿豆种皮的颜色主要有青绿、黄绿、墨绿三大类，种皮分有光泽（明绿）和无光泽（暗绿）两种。通常以色浓绿而富有光泽、粒大整齐、形圆、煮之易酥者品质最佳。绿豆中营养素丰富，又有很高的药用价值，因而享有"食中佳品，济世长谷"的美誉。

食物名称	可食部分(%)	水分(g)	能量(kcal)	蛋白质(g)	脂肪(g)	碳水化合物(g)	膳食纤维(g)	维生素A(μg)	维生素B$_1$(mg)	维生素B$_2$(mg)	烟酸(mg)	维生素E(mg)	钠(mg)	钙(mg)	铁(mg)
绿豆主要营养素含量（每100g）															
绿豆	100	12.3	316	21.6	0.8	55.6	6.4	22	0.25	0.11	2	10.95	3.2	81	6.5

食物搭配要点

 绿豆+大米　绿豆性寒，能清热解暑，营养丰富；大米则有助于消化，二者共同煮粥喝，能清热利水、润喉止渴，尤其适宜夏季食欲不振时食用。

 绿豆+燕麦　绿豆淀粉中含有较多的低聚糖，而燕麦富含膳食纤维，能延缓淀粉的消化吸收，二者搭配食用，有调节血糖、预防糖尿病的作用。

绿豆+鱼　绿豆含有维生素B$_1$，而鱼中却含有会破坏维生素B$_1$的酶，二者同食不利于维生素B$_1$吸收和利用。

营养专家说

一般人群均可食用绿豆，尤其适宜暑热天气或中暑时烦燥闷乱、咽干口渴时食用；有疮疖痈肿、丹毒等热毒所致的皮肤感染、三高、肥胖、水肿、眼病、荨麻疹等患者也宜常食；同时也适宜食物、农药、煤气、药草、宿醉、金石、磷化锌等中毒应急解救时食用。但是，绿豆性寒凉，故平素脾胃虚弱、胃寒、腹泻者不宜食用；正在服用温补药者，也不宜吃绿豆，以免降低药效。

绿豆可煮粥、煲汤、蒸饭，也可生发绿豆芽做菜，还可以做成绿豆糕、绿豆沙等点心。需要注意的是，绿豆一定要煮熟再食用，未煮烂的绿豆腥味强烈，食后易恶心、呕吐。

红豆

红豆，又称赤小豆、红小豆等，外皮赤褐色或紫褐色，平滑，微有光泽，质地坚硬，不易破碎，嚼之有豆腥味。通常以颗粒均匀、干燥、饱满光泽、色泽红润、皮薄者品质最佳。红豆营养丰富，可作粮食和副食品，还有较高的药用价值，是药食两用的佳品。

红豆主要营养素含量（每100g）													
食物名称	可食部分(%)	水分(g)	能量(kcal)	蛋白质(g)	脂肪(g)	碳水化合物(g)	维生素A(mg)	维生素B$_1$(mg)	维生素B$_2$(mg)	烟酸(mg)	维生素E(mg)	钠(mg)	钙(mg)	铁(mg)
红豆	100	35.9	240	4.8	3.6	47.2	7.9	0.04	0.05	1.7	9.17	3.3	2	1

食物搭配要点

✓ **红豆 + 大米** 红豆蛋白质中赖氨酸含量高，而大米中缺少赖氨酸，二者搭配食用，可提高蛋白质的生物价值。

✓ **红豆 + 鲤鱼** 二者均含蛋白质、烟酸，具有利水、消炎的作用，搭配食用，对水肿、脚气、排尿困难、肝硬化腹水等有较好的食疗作用。

✗ **红豆 + 白酒** 白酒中的酒精会破坏红豆中的维生素B$_2$，不利于营养素的吸收。

营养专家说

一般人群均可食用红豆。红豆中含有的皂角苷，可刺激尿道，具有良好的利尿作用，特别适宜肾脏性水肿、心脏性水肿、肝硬化腹水、营养不良性水肿及肥胖症等患者食用；红豆是高钾低钠食物，高血压患者可常食；红豆中丰富的膳食纤维，不仅能润肠通便，还能降血脂，适宜便秘及高脂血症、动脉硬化等患者食用；红豆中含叶酸，是孕妇、产妇、乳母的理想食物；红豆有解毒作用，饮酒过度、宿醉者宜食。需要注意的是，红豆利尿，故尿多、尿频者应少吃，阴虚无湿热、小便清长者忌食。

红豆可用来做豆浆、煮粥、煲汤、蒸饭，也可磨成面粉后制作各式糕点。红豆不宜煮烂，因此在制作前最好先用清水浸泡3~4小时，然后连水带豆一起蒸煮。

黑豆

黑豆，又名黑大豆，为豆科植物大豆的黑色种子，与黄豆同属大豆类。黑豆外皮黑，里面黄色或绿色，通常以颗粒大而饱满、色泽乌黑发亮为佳，新鲜黑豆上还会附着一层白霜。黑豆具有高蛋白、低热量的特性，营养价值和药用价值都很高，深受人们的喜爱。

黑豆主要营养素含量（每100g）														
食物名称	可食部分(%)	水分(g)	能量(kcal)	蛋白质(g)	脂肪(g)	碳水化合物(g)	膳食纤维(g)	维生素A(μg)	维生素B$_1$(mg)	维生素B$_2$(mg)	烟酸(mg)	维生素E(mg)	钠(mg)	钙(mg)	铁(mg)
黑豆	100	9.9	381	36.1	15.9	23.3	10.2	5	0.2	0.33	2	17.36	3	224	7

食物搭配要点

黑豆 + 谷类食物　黑豆蛋白质中赖氨酸含量高，而大米、小米等谷类食物中赖氨酸不足，二者搭配食用，可提高蛋白质的吸收利用率。

黑豆 + 牛奶　黑豆含优质蛋白质，与富含维生素B$_2$的牛奶同食，可促进维生素B$_2$的吸收和利用。

黑豆 + 甲状腺素类药物　豆类食品能抑制甲状腺素的分泌，因此服用甲状腺素类药物时，不宜食用黑豆。

营养专家说

一般人群均可食用黑豆，尤其适宜脾虚水肿、脚气水肿、体虚者及小儿盗汗、自汗、热病后出虚汗者食用；也适宜便秘、动脉硬化、骨质疏松、高血压、妊娠腰痛或腰膝酸软、白带频多、产后中风、四肢麻痹者食用。另外，黑豆中的异黄酮是一种植物性雌激素，能有效抑制乳腺癌、前列腺癌和结肠癌；黑豆皮含有花青素，具有抗氧化活性，可清除体内自由基，起到美容养颜、抗衰老等作用。但儿童、肠胃功能不良者慎食。

黑豆可作为粮食直接煮食，也可炒食、打豆浆、煲汤、炖煮或生成芽菜食用；黑豆也可磨成豆粉，单独食用或也可与其他面粉混合加工成各种面食或点心。

蚕 豆

　　蚕豆，又称罗汉豆、胡豆、兰花豆等，是豆科野豌豆属的植物。蚕豆按种皮颜色不同可分为青皮蚕豆、白皮蚕豆和红皮蚕豆等。根据用途不同，蚕豆分为粮用和菜用两种。如果作为蔬菜食用，应该挑选颗粒大而种仁饱满，种皮白绿色，无发黑、虫蛀和污点者。蚕豆营养丰富，口感软糯，深受人们的喜爱。

蚕豆主要营养素含量（每100g）														
食物名称	可食部分(%)	水分(g)	能量(kcal)	蛋白质(g)	脂肪(g)	碳水化合物(g)	膳食纤维(g)	维生素A(mg)	维生素B₁(mg)	维生素B₂(mg)	烟酸(mg)	维生素E(mg)	钠(mg)	钙(mg)	铁(mg)
蚕豆	93	11.3	342	25.4	1.6	56.4	2.5	50	0.2	0.2	2.5	6.68	2.2	54	2.5

食物搭配要点

　　⊘ **蚕豆 + 白菜**　蚕豆中蛋白质和钙的含量较高，而白菜富含维生素C，二者同食可强健筋骨，增强机体免疫力。

　　⊘ **蚕豆 + 黄豆**　二者中都含有蛋白质、磷脂及钙、锌、锰、胆碱等营养素，有增强记忆力的作用，搭配食用对学生及脑力工作者非常有益。

　　⊗ **蚕豆 + 田螺**　田螺为大寒之物，与蚕豆一同食用会产生腹胀、腹泻、恶心等不良反应。

营养专家说

　　一般人群均可食用蚕豆，尤其适宜脑力工作者、心血管疾病、胆固醇高、老人、考试期间学生、便秘等患者食用。另外，蚕豆中的花青素具有抑制癌细胞的作用，对预防肠癌有一定作用。但是中焦虚寒、痔疮出血、消化不良、慢性结肠炎、尿毒症等患者及对蚕豆过敏者均不宜食用。

　　蚕豆的食用方法很多，可煮、炒、油炸，可浸泡后剥去种皮作炒菜或汤；也可制成蚕豆芽，其味更鲜美；还可以蒸熟加工制成罐头食品、酱油、豆瓣酱、甜酱、辣酱等；亦可磨成粉制作粉丝、粉皮，或者加工成豆沙制作糕点。需要注意的是，蚕豆性滞，不可生吃，应将生蚕豆多次浸泡或焯水后再进行烹制；也不可多吃，以防伤脾胃。

豌豆

豌豆，又名麦豌豆、寒豆、麦豆、雪豆等。豌豆有两种，一种是圆身的，又称蜜糖豆或蜜豆；扁身的又称为青豆、小寒豆等。按豆荚壳内层革质膜的有无和厚薄又分为软荚和硬荚豌豆，我们日常在市场上见到的荷兰豆就是软荚豌豆。豌豆具有极高的营养价值，深受全世界人们的喜爱。

豌豆主要营养素含量（每100g）															
食物名称	可食部分(%)	水分(g)	能量(kcal)	蛋白质(g)	脂肪(g)	碳水化合物(g)	膳食纤维(g)	维生素A(μg)	维生素B₁(mg)	维生素B₂(mg)	烟酸(mg)	维生素E(mg)	钠(mg)	钙(mg)	铁(mg)	维生素C(mg)
豌豆	100	10.4	313	20.3	1.1	55.4	10.4	42	0.49	0.14	2.4	8.47	9.7	97	4.9	16

食物搭配要点

豌豆 + 大米 ✓
豌豆营养丰富、全面，大米能刺激胃液分泌，二者同食，可为人体提供充足的营养。

豌豆 + 枸杞 ✓
豌豆中含有维生素A前体，在体内可转化为维生素A，有保护视力的作用，与补肝明目的枸杞同食，可防止眼部疾病。

豌豆 + 核桃 ✓
豌豆中富含粗纤维，能促进大肠蠕动；核桃富含油脂，能润肠通便，二者同食可以防治便秘。

豌豆 + 牡蛎 ✗
豌豆中含有膳食纤维，与牡蛎中的锌结合，会使锌的吸收减少，造成缺锌而影响发育。

营养专家说

一般人群均可食用豌豆，尤其适合乳母、糖尿病、腹胀、下肢水肿及脱肛、慢性腹泻、便秘、子宫脱垂等中气不足患者食用。另外，豌豆含有止权酸、赤霉素和植物血凝素等物质，有抗菌消炎、促进新陈代谢的功能；在豌豆荚和豆苗的嫩叶中富含维生素C和能分解体内亚硝胺的酶，有抗癌防癌的作用。但是，豌豆粒多吃会腹胀，易产气，故不宜长期大量食用；脾胃较弱者慎食。

豌豆的食用方法很多，可煮粥、炒食、蒸饭、煲汤或做配菜食用；也可磨成豌豆面粉，制作糕点、豆馅、粉丝、凉粉、面条等各种风味小吃。

扁豆

　　扁豆，又名白扁豆、藤豆等，族类众多，有虎豆、花扁豆、金时豆、白花豆等种类。扁豆嫩荚作蔬菜食用，白花和白色种子可入药。挑选鲜扁豆时，要选厚实、豆大、硬实的，并且掰开时横断面可见荚壁充实，豆粒与荚壁间没有空隙，撕扯两边筋丝很少，这样的扁豆口感较好；干扁豆则以粒大、饱满、色白者为佳。扁豆营养价值较高，是药食两用的佳品。

扁豆主要营养素含量（每100g）															
食物名称	可食部分(%)	水分(g)	能量(kcal)	蛋白质(g)	脂肪(g)	碳水化合物(g)	膳食纤维(g)	维生素A(mg)	维生素B$_1$(mg)	维生素B$_2$(mg)	烟酸(mg)	维生素E(mg)	钠(mg)	钙(mg)	铁(mg)	维生素C(mg)
扁豆	100	9.9	326	25.3	0.4	55.4	6.5	5	0.26	0.45	2.6	1.86	2.3	137	19.2	13

 食物搭配要点

✓ **扁豆 + 蒜**　扁豆含有皂苷，是一种天然有毒物质，而蒜有解毒的作用，所以炒扁豆时加点蒜可起到解毒作用。

✓ **扁豆 + 蘑菇**　扁豆中含有一种植物血凝素，可杀死癌细胞；蘑菇中的多糖也有抑制肿瘤的作用，二者同食可提高人体的免疫力，起到防癌抗癌的功效。

✗ **扁豆 + 空心菜/菠菜**　扁豆中含有的钙、磷、铁、镁等矿物质，会与空心菜或菠菜中的草酸发生反应，生成不易被人体吸收的物质，损伤肠胃。

营养专家说

　　一般人群均可食用扁豆，尤其适宜脾胃虚弱、食欲不振、脾虚便溏、慢性久泄、小儿疳积（单纯性消化不良）、妇女脾虚带下及肿瘤患者食用。另外，扁豆中所含的淀粉酶抑制物，可降低血糖，预防糖尿病；扁豆含有多种微量元素，能提高造血功能，对白细胞减少症有食疗作用。但是，疟疾患者忌食。

　　鲜扁豆可炒、烧、做汤、煮粥；成熟豆粒可煮食或制作成豆沙馅，与熟米粉掺和后，制作各种糕点和小吃。但是生扁豆有毒，所以一定要煮熟以后才能食用。

豆 腐

　　豆腐，又称水豆腐，是最常见的豆制品，一般用黑豆、黄豆和花生豆等含蛋白质较高的的豆类制作。豆腐有南豆腐和北豆腐之分，主要区别在点石膏（或点卤）的多少，南豆腐用石膏较少，质地细嫩；北豆腐用石膏较多，质地较南豆腐老。豆腐营养价值很高，素有"植物肉"的美称。

食物名称	可食部分(%)	水分(g)	能量(kcal)	蛋白质(g)	脂肪(g)	碳水化合物(g)	膳食纤维(g)	维生素B₁(mg)	维生素B₂(mg)	烟酸(mg)	维生素E(mg)	钠(mg)	钙(mg)	铁(mg)	维生素C(mg)
豆腐主要营养素含量 （每100g）															
豆腐	100	82.8	81	8.1	3.7	3.8	0.4	0.04	0.03	0.2	2.71	7.2	164	1.9	0

食物搭配要点

✓	豆腐＋鱼	豆腐中含优质大豆蛋白，鱼中富含不饱和脂肪酸，这些物质都可降低胆固醇，搭配食用可降低心脑血管疾病的发病率。
✓	豆腐＋香菇	豆腐中含有大量钙质，香菇中含有维生素D，二者同食，可促进人体对钙质的吸收。
✕	豆腐＋菠菜	豆腐中含钙量很高，而菠菜中含有较多的草酸，二者同食，会生成不溶性的草酸钙，既降低了人体对钙的吸收利用，还可能造成结石。

营养专家说

　　一般人群均可食用豆腐，尤其适宜身体虚弱、营养不良、气血双亏、儿童、年老羸瘦、更年期女性及妇女产后乳汁不足者食用；高脂血症、高胆固醇、肥胖、动脉硬化、糖尿病、痰火咳嗽哮喘（包括急性支气管炎哮喘）、癌症患者及经常饮酒者亦可多食。但是，豆腐中含嘌呤较多，故痛风、血尿酸高的患者忌食豆腐；豆腐性凉，脾胃虚寒、腹泻便溏者忌食；肾功能衰退者少食。

　　豆腐可直接生食、凉拌，也可炒食、煎炸、炖食、煮粥、煲汤。若想除去豆腥味，可将豆腐放水里焯一下。但需注意，过量食用豆腐很容易导致碘缺乏，故不宜一次食用过多。

食用油

食用油也称为"食油"，是指在制作食品过程中使用的油脂，其主要成分是脂类，为人体提供能量，也让食物变得更美味，促进食欲。

植物油和动物油的营养对比

食用油根据来源，可分为植物油和动物油。目前家庭中大多使用植物油，少部分家庭和餐厅还会用到动物油。

油脂	常温下状态	脂肪组成	其他营养素	吸收效果	常用品种
植物油	液态	以不饱和脂肪酸为主	富含维生素E，钾、钠、钙、铁、磷、锌等矿物质含量较少	消化吸收率高	豆油、花生油、菜籽油、芝麻油、玉米油、葵花子油、橄榄油等
动物油	固态	以饱和脂肪酸为主	维生素E含量少，但含有少量维生素A，其他营养成分与植物油相似	消化吸收率低	猪油、牛油、羊油、鱼油等

常用食用油的营养对比

植物油	饱和脂肪酸	单不饱和脂肪酸	多不饱和脂肪酸		维生素E (mg/100g)	胆固醇 (mg/100g)
		油酸	亚油酸	亚麻酸		
菜籽油	13	20	16	9	60.89	0
豆油	16	22	52	7	93.08	0
花生油	19	41	38	0.4	42.06	0
玉米油	15	27	56	0.6	51.94	0
葵花子油	14	19	63	5	54.6	0
橄榄油	10	83	7	0	22.03	0
芝麻油	15	38	46	0.3	68.53	0
猪油（炼）	43	44	9	0	5.21	93
牛油（炼）	62	29	2	1	4.6	135
羊油（炼）	57	33	3	2	0	107

怎么吃食用油才健康

食用油如果选择的方法不正确或吃得太多会影响血脂水平，因此对食用油的种类和来源不容忽视。膳食中饱和、单不饱和、多不饱和脂肪酸的比例以1:6:1最为理想，因此，对于食用油的摄入应采取多样化的原则，各种油替换着吃，营养更全面，也更健康。

醋

醋，又称为食醋、醯、苦酒等，是调味品中常用的一个品类，是烹饪中常用的一种液体酸味调味料，多由高粱、大米、玉米、小麦及糖类和酒类发酵制成。酿造醋除含乙酸外，还含有多种氨基酸以及其他很多微量物质。醋的产地和种类很多，其中，山西老陈醋、保宁醋、镇江香醋、永春老醋被誉为中国四大名醋。

醋主要营养素含量（每100g）											
食物名称	可食部分(%)	水分(g)	能量(kcal)	蛋白质(g)	脂肪(g)	碳水化合物(g)	维生素B$_1$(mg)	维生素B$_2$(mg)	烟酸(mg)	钠(mg)	钙(mg)	铁(mg)
醋	100	90.6	31	2.1	0.3	4.9	0.03	0.05	1.4	262.1	17	6

食物搭配要点

醋 + 洋葱 ✓
洋葱能够润肠通便，促进体内垃圾的排泄；醋中含有大量的氨基酸，不但能增强人体的吸收和消化功能，还具有减脂的作用。二者搭配食用减肥瘦身的效果会更好。

醋 + 带骨食物 ✓
醋中含有大量酸性物质，在烹制排骨、鱼等带骨食物时，加醋可使骨刺软化，促进骨中的钙、磷溶出，达到补钙作用。

醋 + 小米 ✗
醋中含有机酸，小米中含有类胡萝卜素，二者同食会破坏小米中的类胡萝卜素，从而降低小米的营养价值。

营养专家说

一般人群均可食用醋，尤其适宜患有慢性萎缩性胃炎、胃酸缺乏、流感、流脑、白喉、麻疹、肾结石、输尿管结石、膀胱结石、癌症、高血压、高脂血症、高血糖、高尿酸、动脉硬化、小儿胆道蛔虫症、传染性肝炎、肥胖等患者食用；也适宜吃鱼蟹过敏、透风疹、醉酒者食用。另外，醋还可以减少盐分的摄取，对于爱吃咸的人来说，不妨在菜里加点醋。但脾胃湿盛、痿痹、筋脉拘挛、胃酸过多、泛吐酸水、支气管哮喘、严重胃及十二指肠溃疡患者不宜食用。

醋可以当蘸料食用，也可以用于做炒菜、鱼肉及煮汤时提味，但烹调胡萝卜与绿色蔬菜时，则要避免加醋。

大 蒜

大蒜，又名蒜头，是蒜类植物的统称，地下鳞茎分瓣，按皮色不同分为紫皮种和白皮种。其中，紫皮蒜的蒜瓣少而大，辛辣味浓，多在春季播种，成熟期晚；白皮蒜有大瓣和小瓣两种，辛辣味较淡，多秋季播种，成熟期略早。大蒜虽然味道辛辣，但营养价值很高，是人们日常生活中不可缺少的调料。

大蒜主要营养素含量（每100g）														
食物名称	可食部分(%)	水分(g)	能量(kcal)	蛋白质(g)	脂肪(g)	膳食纤维(g)	碳水化合物(g)	维生素A(mg)	维生素B$_1$(mg)	维生素B$_2$(mg)	烟酸(mg)	维生素E(mg)	钠(mg)	钙(mg)	铁(mg)	维生素C(mg)
大蒜(紫皮)	89	63.8	136	5.2	0.2	1.2	28.4	3	0.29	0.06	0.8	0.68	8.3	10	1.3	7

食物搭配要点

✓ **大蒜 + 猪肉** 大蒜中含有蒜素，猪肉中富含维生素B$_1$，二者同食能起到缓解疲劳、恢复体力的作用。

✓ **大蒜 + 鱼** 鱼类富含蛋白质和不饱和脂肪酸，而大蒜能促进蛋白质的消化，并防止心脑血管中的脂类沉积，二者搭配食用，可抑制血栓形成。

✓ **大蒜 + 大米** 大蒜中的大蒜辣素和含硫化合物具有极强的抗菌消炎作用，与易于消化吸收的大米一起煮粥喝，可起到解毒止痢、开胃消食的功效，适宜急性菌痢患者食用。

营养专家说

一般人群均可食用大蒜，尤其适宜食欲不振、肺结核、癌症、高血压、动脉硬化、泻痢、糖尿病、细菌性感冒等患者食用。但大蒜辛温，阴虚火旺、目口舌有疾、胃溃疡、十二指肠溃疡、肝病及正在服药的人均不宜食用。

大蒜最好生食，因为大蒜素遇热、遇碱会很快失去作用，可先将蒜捣碎成泥，放10~15分钟，然后再吃；在烹调鱼、肉、禽类和蔬菜时，放些大蒜可去腥增味，特别是在凉拌菜中，既可增味，又可杀菌。如果担心吃蒜后口腔有异味，可以在吃蒜后喝杯咖啡、牛奶或者绿茶，都可以起到清除口气的作用。

葱

葱，属百合科，是多年生草本植物葱的茎与叶，上部为青色葱叶，下部为白色葱白。北方以大葱为主，南方多产小葱，味辛辣，含有挥发油及多种营养素，是厨房里的必备之物，既可作调味品和蔬菜食用，还能防病保健，可谓佳蔬良药。

葱主要营养素含量（每100g）															
食物名称	可食部分(%)	水分(g)	能量(kcal)	蛋白质(g)	脂肪(g)	膳食纤维(g)	碳水化合物(g)	维生素A(mg)	维生素B₁(mg)	维生素B₂(mg)	烟酸(mg)	维生素E(mg)	钠(mg)	钙(mg)	铁(mg)	维生素C(mg)
葱(鲜)	82	91	30	1.7	0.3	1.3	5.2	10	0.03	0.05	0.5	0.3	4.8	29	0.7	17

食物搭配要点

葱 + 鱼、肉 ✓ 大葱的挥发油和大蒜素既能刺激唾液和胃液分泌，还能祛除鱼、肉等食物的腥膻味，并产生特殊香气，促进食欲。

葱 + 蘑菇 ✓ 大葱含维生素C，蘑菇富含膳食纤维，二者搭配食用能促进血液循环，减少胆固醇在血管壁上的堆积，预防心脑血管疾病。

葱 + 大米 ✓ 葱温热、辛辣，可驱除寒气；大米富含B族维生素，二者同食可驱寒解表，提高免疫力，缓解风寒感冒症状。

葱 + 大蒜 ✕ 二者都是辛辣、温热之物，同食会助热生痰，引起口舌生疮。

营养专家说

一般人群均可食用葱。葱辛温发散，抗菌消炎，特别适宜风寒感冒、恶寒发热、头痛鼻塞、阴寒腹痛、痢疾泄泻、虫积内阻、乳汁不通、二便不利等患者食用；也适宜高血压、高脂血症、动脉硬化、老年性痴呆症等心脑血管疾病及癌症患者食用。但是，胃肠道疾病特别是溃疡病患者、有腋臭、表虚、多汗者均应忌食。另外，吃葱过多还会损伤视力，故宜少吃。

葱可生吃，也可凉拌当小菜食用；作为调料，多用于荤、腥、膻及其他有异味的菜肴、汤羹中，对没有异味的菜肴、汤羹也起增味增香作用。

姜

姜，为多年生宿根草本姜属植物姜的新鲜根茎。根茎肉质肥厚，扁平，多分枝，有芳香和辛辣味。姜有嫩生姜与老生姜之分，做酱菜都用嫩姜，药用以老姜为佳。姜除含有姜油酮、姜酚等生物活性物质外，还含有多种营养素，是集营养、调味、保健于一身的佳品。

姜主要营养素含量（每100g）													
食物名称	可食部分(%)	水分(g)	能量(kcal)	蛋白质(g)	脂肪(g)	膳食纤维(g)	碳水化合物(g)	维生素A(mg)	维生素B₁(mg)	维生素B₂(mg)	烟酸(mg)	钠(mg)	钙(mg)	铁(mg)	维生素C(mg)
姜	95	87	41	1.3	0.6	2.7	7.6	28	0.02	0.03	0.8	14.9	27	1.4	4

食物搭配要点

✓ **姜 + 螃蟹等寒性食物**　姜是温热食物，可以中和螃蟹、田螺、苦瓜等食物中的寒性，保护肠胃，防止体内寒气加重。

✓ **姜 + 红糖**　姜中含有辛辣和芳香的成分，可通过发汗，使寒邪从表而解；红糖温胃和中，二者煎汤趁热服用可发散风寒，治疗感冒轻症。

✗ **姜 + 酒**　吃姜时不要饮酒，因为二者都是温热食物，合用易助火生疮。

营养专家说

一般人群均可食用姜，尤其适宜体质偏寒、胃寒、食欲不振、风寒感冒、寒性痛经、晕车晕船、癌症等患者食用；吃寒凉食物过多而引起的腹胀、腹痛、腹泻、呕吐等胃肠疾病患者也宜食用。但是，生姜性辛温，不宜一次食入过多，阴虚火旺、胃热、胃溃疡、痈肿疮疖、目赤内热、便秘、痔疮、糖尿病、肺病、胆囊炎、肾盂肾炎患者不宜食用；烂姜中含有黄樟素，可使肝细胞变性、坏死，诱发肝癌、食道癌等，也不宜食用。

老姜可煎汤、做调料或配料；嫩姜，即常说的子姜，可凉拌、清炒、爆炒或制成酱菜、糖姜等。

蜂 蜜

蜂蜜，又名蜜糖、蜂糖，是蜜蜂从开花植物的花中采得的花蜜在蜂巢中酿制的蜜。蜂蜜等级和品种很多，常见的有槐花蜜、荆条蜜、枣花蜜、桂花蜜等。蜂蜜是糖的过饱和溶液，低温时会产生结晶，生成结晶的是葡萄糖，不产生结晶的部分主要是果糖。蜂蜜滋味甜润，具有蜜源植物特有的花香味，所含的单糖，不需要经消化就可以被人体吸收，营养价值极高。

蜂蜜主要营养素含量（每100g）											
食物名称	可食部分(%)	水分(g)	能量(kcal)	蛋白质(g)	脂肪(g)	碳水化合物(g)	维生素B$_2$(mg)	烟酸(mg)	钠(mg)	钙(mg)	铁(mg)	维生素C(mg)
蜂蜜	100	22	321	0.4	1.9	75.6	0.05	0.1	0.3	4	1	3

食物搭配要点

 蜂蜜 + 梨 蜂蜜有清热解毒、养气润肺的作用，搭配能生津润燥、化痰止咳的梨一起食用，可滋阴润肺，缓解咳嗽。

 蜂蜜 + 葱 蜂蜜中富含有机酸和酶类，葱中则含有大量的含硫氨基酸，若二者同食就会产生有毒物质，刺激肠胃而导致腹泻。

营养专家说

一般人群均可食用蜂蜜。蜂蜜中含有淀粉酶、脂肪酶、转化酶等多种酶，能调节胃肠功能，适宜习惯性便秘、结肠炎、痢疾等患者食用；蜂蜜的多糖和多种酶，能促进胃黏膜修复，适宜慢性胃炎、胃及十二指肠溃疡等患者调养食用；另外，蜂蜜对心脏病、高血压、肝病、神经衰弱、贫血、肺病等慢性病也有一定的疗效。但是，糖尿病、痛风患者及婴儿忌食蜂蜜。

蜂蜜可用温水冲调后饮用，但不能用沸水冲调，也可与其他食物搭配煮粥、煲汤、炖羹、做蜂蜜茶或果汁、做蛋糕或饼干等。

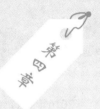

第四章

合理的膳食结构
——家人的健康保证

现在很多家庭的膳食结构都不合理，高脂、高盐、高糖、高热量食物在膳食中所占的比例越来越高，由此而导致的各种疾病也日渐增多。这就提醒我们，吃得好不如吃得均衡，科学的膳食结构、合理的营养配比对全家人的健康至关重要。

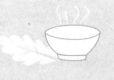

家庭应遵循科学合理的原则安排饮食

2016年5月，世界卫生组织发布的《2016年世界卫生统计》报告中显示，中国人均预期寿命为76.1岁，但健康寿命却远远低于此年龄，这就意味很多人的最后几年，甚至十多年是在病痛中度过的。影响健康生命的因素很多，饮食与营养就是其中最关键的因素。据保守估计，我国有超过60%的家庭膳食搭配不科学、营养不合理，存在诸多问题。那么，家庭中到底应遵循哪些原则来安排日常的饮食呢？

食物多样，谷类为主，粗细搭配

食物的种类繁多，且每种食物所含的营养成分也不完全相同，除母乳外，任何一种天然食物都不能提供人体所需的全部营养素。所以，我们必须尽可能多地增加摄入食物的种类，以满足人体对各种营养素的需求，达到合理营养、促进健康的目的。

在所有食物种类中，谷类食物提供了人体所需的碳水化合物，是能量的主要来源，应作为基础食物适量食用。另外，还要注意粗细搭配，即日常饮食中除了吃大米、白面这些"细粮"之外，还要经常吃一些粗粮、杂粮，如燕麦、玉米、红豆、绿豆等，以丰富主食的种类，提高膳食的营养价值，同时还有助于避免肥胖和糖尿病等慢性病。

多吃蔬菜、水果

新鲜蔬菜和水果能量低，是膳食纤维、维生素、矿物质的重要来源。多吃蔬菜、水果，对维持肠道正常功能，保持心血管健康，提高免疫力，增强抗病能力，降低便秘、肥胖、糖尿病、高血压、肠癌等慢性病的发病率具有重要作用。

营养小知识　蔬菜和水果可以互相替换吗？

蔬菜和水果在营养成分和健康效应上相差不大，但大多数蔬菜，尤其是深色蔬菜的营养素含量要高于水果，而水果中含有糖分、果胶、有机酸和芳香物质是蔬菜所欠缺的，更重要的是水果可以生吃，营养素几乎不被破坏。所以，蔬菜和水果不能互相替换。

🥣 每天吃奶类、大豆或其制品

奶类营养成分齐全，组成比例适宜，容易消化吸收，是优质蛋白质和天然钙质的极好来源；大豆及其制品含大量的优质蛋白质、不饱和脂肪酸、钙及B族维生素、异黄酮等营养素。每天吃这两类食物可提高骨密度，预防骨质疏松及心血管疾病、癌症。

🥣 常吃鱼、禽、蛋、瘦肉

鱼、禽、蛋和瘦肉均属于动物性食物，是优质蛋白质、脂溶性维生素和矿物质的良好来源。动物性蛋白质的氨基酸组成更适合人体需要，且赖氨酸含量较高，有利于补充植物性蛋白质中赖氨酸的不足。

🥣 烹调食物时提倡低油低盐

食用油可以为人体提供能量和必需脂肪酸，有利于脂溶性维生素的消化吸收，但是如果摄入过多，往往会引起肥胖、高脂血症、动脉粥样硬化等多种慢性病；食盐摄入过多则会导致高血压。所以，家庭日常饮食不要太油腻，不要太咸。

🥣 吃新鲜卫生的食物

新鲜食物包括当年收获的粮食、未经腌制的蔬菜、未经加工的水果、新宰杀的畜禽肉或刚烹调的饭菜等。食物放置时间过长就会引起变质，不仅某些营养素会减少，还可能产生对人体有毒有害的物质。所以，在选购食品时，不买来路不明的食物，不买霉烂变质的蔬果肉蛋等食物，不买过期食品，应优先选用新鲜的、色香味俱佳的食物。即便食物没有发生酸败等口感的变化，也尽量少吃，如剩菜、剩饭等。

营养小知识 液态奶和奶粉哪个营养好？

液态奶是挤出的奶汁经过滤和消毒，再经均质化，可供直接食用的鲜奶。鲜奶经巴氏消毒后，除维生素B_1和维生素C略有损失外，其余的营养成分与刚挤出的奶汁差别不大。而奶粉是液态奶经消毒、浓缩、干燥处理而成，其中对热不稳定的维生素A等营养素略有损失，其他营养差别不大，可根据个人喜好选择液态奶或是奶粉。

平衡膳食宝塔
包括的食物及摄入量

　　平衡膳食宝塔是中国营养学会根据《中国居民膳食指南》，结合中国居民膳食结构的特点提出来的。它用直观的宝塔形式把平衡膳食的原则转化成各类食物的重量，便于人们理解和日常生活的实行。

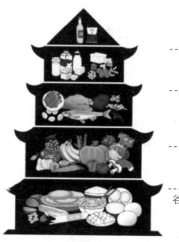

油25～30g

盐6g

- -

奶类及奶制品300g

大豆类及坚果30～50g

- -

畜食肉类50～75g

鱼虾类50～100g

蛋类25～50g

- -

蔬菜类300～500g

水果类200～400g

- -

谷类薯类及杂豆250～400g

水1200mL

　　平衡膳食宝塔共分五层，包含了每天应摄入的主要食物种类及各种食物的建议摄入量（指食物的生重）。宝塔各层位置和面积不同，反映了各类食物在膳食中的地位和应占的比重。

　　◎宝塔最底层：谷类、薯类及杂豆：主要提供能量，每人每天应摄入250～400g，包括面粉、大米、玉米、小麦、高粱等的谷类，红薯、马铃薯、南瓜等薯类，及绿豆、红豆等杂豆。

　　◎宝塔第二层：蔬菜和水果：主要提供膳食纤维、维生素和矿物质，每人每天应摄入蔬菜300～500g，水果200～400g。

　　◎宝塔第三层：鱼、肉、蛋：主要提供动物性蛋白质、矿物质和维生素，每人每天应摄入150～225g，其中鱼、虾及其他水产品75～100g，畜肉、禽肉及内脏50～75g，鸡蛋、鸭蛋、鹌鹑蛋等蛋类25～50g。

　　◎宝塔第四层：奶类和豆类：主要提供蛋白质、矿物质和维生素，包括牛奶、羊奶、酸奶、奶粉等奶类及奶制品，每天应摄入300g；大豆、豆腐、豆浆等豆类及豆制品，每天应摄入30~50g。

　　◎塔顶第五层：油脂类和食盐：提供能量，各种烹调油每天不超过25g或30g；食盐每天不超过6g。

应用平衡膳食宝塔
做好家庭食谱设计

合理的营养与膳食结构对保障全家人的身体健康起着至关重要的作用，所以，我们要根据平衡膳食宝塔，每日或几日设计一次食谱，有计划地将食物原料配制成即有营养又可口的饭菜，适当地分配在三餐中，这样就可以保证多样化和合理化的膳食结构，保证每个家庭成员对能量和各种营养素的需要。

确定家人的营养需要

不同年龄、不同活动量的人，需要的营养成分也是有差别的，比如家庭中有青壮年或者体力劳动者，由于活动量大，热量和营养成分消耗多，应多吃些主食及肉类、豆制品等；而老年人或脑力劳动者活动量较少，则应少吃主食，多吃些富含蛋白质、维生素及含补脑益智的磷、锌等矿物质的食物。所以，在设计家庭食谱时，要根据家庭成员的特点适当调整。

各类食物的参考摄入量(g／d)			
食物	低能量 （1800kcal）	中等能量 （2400kcal）	高能量 （2800kcal）
谷类	300	400	500
肉、禽	50	75	100
蔬菜	400	450	500
水果	100	150	200
蛋类	25	40	50
鱼虾	50	50	50
豆类及豆制品	50	50	50
奶类及奶制品	100	100	100
油脂	25	25	25

当然，平衡膳食宝塔建议的各类食物摄入量是一个平均值和比例，我们在安排食谱时可以灵活一些，不必每天都样样照着"宝塔"推荐量吃。比如鱼类做起来比较麻烦，就可以把每人每天吃50g鱼，改成每周吃2～3次鱼、每次150～200g。

同类互换，食谱调配应多种多样

同类互换就是以谷类换谷类、以豆换豆、以肉换肉等，比如大米可与面粉、玉米等互换，大豆可与相当量的豆制品互换，瘦猪肉可与等量的牛肉、羊肉、鸡肉等互换。多种多样就是选用品种、形态、颜色、口感多样的食物，变换烹调方法。不过，只是在调配食谱时，要注意不同食物摄入量的变化。

谷类薯类食物互换表（能量相当于50g的米、面的食物）

谷薯类食物	市品重量（g）①	谷类食物	市品重量（g）
大米或面粉	50	面包	55
面条（挂面）	50	油条	45
面条（切面）	60	饼干	40
烧饼	60	米粥	375
烙饼	70	玉米面、玉米糁	80
馒头、花卷	80	鲜玉米	350
米饭	籼米150，粳米110	红薯、白薯（生）	190

①成品按照与原来的能量比折算。

蔬菜类食物互换表（市品相当于100g可食部重量）

蔬菜类食物	市品重量（g）①	蔬菜类食物	市品重量（g）
番茄	100	芹菜	150
樱桃番茄	100	茄子	110
黄瓜	110	冬瓜	125
萝卜	105	韭菜	110
柿子椒	120	菜花	120
大白菜	115	莲藕	115
圆白菜	115	蒜苗	120
小白菜、菠菜、油菜	120	莴笋	160

①按照市品可食部百分比折算。

蔬菜类食物互换表（市品相当于100g可食部重量）

豆类食物	重量（g）①	豆类食物	重量（g）
腐竹	35	豆腐干、熏干、豆泡	110
大豆、青豆、黑豆	50	素鸡、素火腿	105
豆粉	40	北豆腐	145
蚕豆（煮、炸、烤）	50	南豆腐	280
豆豉、千张、豆腐丝	80	内酯豆腐（盒装）	350
绿豆、豌豆、芸豆	65	豆浆	730

①豆制品按照与黄豆的蛋白质比折算。

奶类食物互换表（相当于100g鲜牛奶的奶类食物）

鲜奶类	重量（g）①	奶制品	重量（g）
鲜牛奶	100	奶酪	10
酸奶	100	奶片	25
鲜羊奶	100	奶粉	15

①奶制品按照与鲜奶的蛋白质比折算。

肉类食物互换表（市品相当于50g生鲜肉）

肉类食物（生）	市品重量（g）①	肉类食物（熟）	市品重量（g）
瘦猪肉	50	猪肉松	30
瘦牛肉	50	广式香肠	55
羊肉	50	肉肠（火腿肠）	85
鸭肉	50	酱肘子	35
鸡肉	50	酱牛肉	35
整鸡、鸭、鹅	75	牛肉干	30
猪排骨	85	烧鸡、烧鸭、烧鹅	60
鸡翅	80	炸鸡	70
鸡腿	90	烤鸭	55

①以可食部百分比及同类畜、禽生肉的蛋白质折算。

鱼虾类食物互换表（市品相当于50g可食部重量）

鱼虾类食物	市品重量（g）①	鱼虾类食物	市品重量（g）
鲤鱼	90	鳙鱼（胖头鱼）	80
鲢鱼	80	鲳鱼（平鱼）	70
鲫鱼	95	鲅鱼	60
草鱼	85	墨鱼	70
鲈鱼	85	虾	80
带鱼	65	蟹	105
大黄鱼	75	蛤蜊	130
武昌鱼	85		

①按照市品可食部百分比折算。

三餐食量分配要合理

一般来说，早餐安排在6:30～8:30，提供的能量应占全天总能量的25%～30%；午餐在11:30～13:30，占总能量的30%～40%；晚餐在18:00～20:00，占总能量的30%～40%，特殊情况可适当调整。如果准备了零食，也可以合理选用，但来自零食的能量应计入全天能量摄入之中。

成人三餐食物分配举例

食物种类	早餐	午餐	晚餐
谷薯类及杂豆	100g	125g	125g
蔬菜	100g	150g	150g
水果	100g	100g	100g
鱼、肉、蛋等	50g	75g	50g
大豆类	—	20g	20g
奶类	30g	—	—

另外，还要照顾到家庭成员中特殊人群的营养需要，如孕妇、乳母、病人、特殊工种等，可为他们设计特殊的加餐。

正确烹调
减少营养素损失

对食物进行烹调制作，不仅提高了食品的感观品质，增进食欲，更能促进人体的消化吸收。但是，如果烹调方法不当，就会造成营养素的损失，降低食物的营养价值。那么，家庭制作菜肴时，怎样烹调才能减少营养素的损失呢？

主食制作有讲究

在日常生活中人们经常吃的是精米、精面，可是，精米、精面由于碾磨精细，所含的维生素已所剩无几，就连微量元素锌、铁、锰也不能幸存。所以，我们要尽量选用标准米、标准面。在制作时，还需注意以下几点：

◎米要用冷水轻轻淘洗，热水使米中的营养素快速溶解，不利于营养的保存。

◎淘米次数要适当，1~2次即可，不要反复淘洗，更不要揉搓或用水冲洗。因为淘米次数越多，矿物质及其他营养素的损失也越多；水流越快，损失越高。

◎紫米、黑米等富含花青素的米需要提前浸泡，色素会溶于水，所以泡米的水不要丢掉，要与米同煮，以保存其中的营养成分。

◎烹调方法最好用蒸、烤，其次是煮，再次是油炸。煮粥、蒸馒头、包子等面食尽量少加碱，以免破坏维生素；烤时要控制好温度，因米面中的赖氨酸与碳水化合物会发生反应，如果温度过高，就会使赖氨酸失去作用，降低蛋白质的营养价值；水煮面时会有大量的B族维生素溶于水，所以面汤最好不要丢弃；油炸时温度不宜过高，否则，维生素将大量损失。

烹调蔬菜有方法

蔬菜中含有的维生素、矿物质大部分是水溶性的，还有些营养素遇热不稳定，容易发生变化，因此，蔬菜在制作过程中也会造成大量营养素的损失。这就需要我们采取一些保护性的方法，以尽可能多地保留住菜肴中的营养。

蔬菜准备时的注意事项

◎**忌久泡**：洗蔬菜时不要用水长时间浸泡，水浸时间越长，营养素流失量越大。

◎**先洗后切**：洗干净之后再切，且不要切得太细、太碎，否则营养素会从切口处流失。

◎**切好即用**：菜切好后宜尽快使用，不要久放，最好随切随炒，这样不仅能减少水溶性营养素的损失，还能减少营养素的氧化。

蔬菜类最好急火快炒，其次是凉拌，再次是焯、煮。

◎**急火快炒，炒好即食：**①如果不是成菜要求时间长，都应急火快炒，既能保持蔬菜色鲜、脆嫩，又可防止水溶性营养素的流失，加热时间越短，营养素损失的越少。

②炒好的蔬菜应尽快食用，连汤带菜一起吃；现做现吃，少吃剩菜，避免反复加热，以减少营养素的损失和亚硝酸盐的增加。

营养小知识 炒菜后放盐，适量勾芡有利于营养素的保存

过早放盐，菜不仅不容易熟，还会出现较多菜汁，一些水溶性营养素也会同时溶出。提倡菜熟后放盐，而用适量淀粉勾芡，不仅可使汤汁变稠，淀粉糊包围着蔬菜，淀粉中的谷胱甘肽具有保持维生素c的作用。

◎**凉拌：**适合生吃的蔬菜尽可能凉拌生吃，可少加点醋，既有利于维生素C的保存，还能促进钙的吸收和利用；放植物油，有利于胡萝卜素的吸收；放葱、蒜能提高维生素B_1、维生素B_2的利用。

◎**焯水时：**沸水下锅，焯水时间应尽量短，也可以用带油的热汤烫菜，可保持蔬菜的绿色和减少原料水分的外溢，避免维生素的破坏。

🥣 正确烹调鱼、禽、蛋和瘦肉

动物性食物在制作过程中，如果方法不当，也会造成营养素的损失。不过，做到以下几点，就可以将损失大大降低。

◎不要洗得过度，要先洗再切，以免营养素流失，影响营养价值和鲜味。

◎**烹调时：**①鱼类及其他水产品常采用煮、蒸、烧、炒、熘等烹调方法，其中，煮和蒸的方法，可减少水溶性营养素的损失，食用时汤汁也不宜丢弃。

②畜、禽肉的烹调方法较多，如炒、烧、爆、炖、炸、熏等，如果用炒、滑炒或爆炒的方法，炒前将肉用淀粉上浆挂糊，不仅可大量减少原料中的水分和营养素的溢出，还可起到抗氧化作用，降低因高温引起的蛋白质过度变性和维生素的分解破坏。

③煮骨头时，汤中加少许醋，不仅增加鲜香味，钙也易于溶解。

④蛋类常采用的烹调方法有煮、炒、蒸等，需要注意的是，鸡蛋不宜过度加热，否则会使蛋白质过分凝固，甚至变硬变韧，影响口感及消化吸收。

做好食物储存，
减少营养素损失

食物在储存过程中，温度、湿度、氧气、光照、贮藏方法及时间长短等因素都会影响食物中营养素含量的变化，而对其营养价值带来一定的影响。

常温储存对谷类营养价值的影响

谷类食物大多在常温下储存，储存初期，淀粉酶仍较活跃，随着储存时间的延长，酶的活力下降，蛋白质也水解为氨基酸，而且这些变化还会随着谷物含水量的增加而增加。如果储存不当，还会发生霉变，不仅改变了感官性状，也会降低其营养价值。

室温储存、冰箱冷藏对蔬菜、水果营养价值的影响

蔬菜、水果在室温下储存时，内部的活性物质和酶会更加活跃，氧化速度较快，营养素损失较多、较快，尤其是维生素，比如水分高的果蔬在室温存放2~3天，维生素C损失率可达40%~70%。而较低的温度（4~8℃）下可有效抑制果蔬内部的活动，使营养素损失地慢一些，从而延长果蔬的保鲜期。

家庭中最常用的办法就是冰箱冷藏，但果蔬进了冰箱不等于进了"保险箱"，冰箱只能起到延缓果蔬腐败的作用，在低温下仍然会有部分嗜冷性细菌繁殖。维生素C是重要的抗氧化剂，在储存过程中衰减最快，比如新鲜果蔬在冰箱里保存3天维生素C损失率为10%~40%，保存7天损失率为30%~80%，所以果蔬在冰箱内保存以不超过3天为宜。

低温储藏对动物性食物营养价值的影响

畜、禽、鱼、蛋等动物性食物在常温下储存会迅速腐败变质，使营养价值下降，所以通常都采用低温储藏，包括冷藏法和冷冻法。

◎冷藏法：新鲜鱼、蛋、熟肉等最好冷藏。一般熟肉能保存3~5天，咸肉、硬奶酪可保存3周，煮好的鸡蛋可存放7天，新鲜鱼可保存1天，烧熟的鱼不超过3~4天。

◎冷冻法：冷冻对畜、禽肉蛋白质变性影响较小，但在化冻时会流失较多的维生素和矿物质，所以，这些肉类解冻后不宜再次冷冻。鱼类、肉类一般可冷冻保存90~180天。

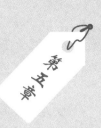

家有少儿，补充营养助成长

儿童少年时期是生长发育的关键时期，在此期间，少儿的身高、体重、智力等都突飞猛进，对能量和营养素的需求自然也很高。虽然少儿的消化吸收能力已接近成年人，膳食可以和成年人基本相同，但由于他们活动量较大，学习任务重，所以在营养需求、食物搭配上仍有其特殊性，需要特别对待，有所侧重。

益智健脑

少儿正处在勤奋学习的阶段，每个人都想取得好成绩，这就需要有聪明的头脑。因此，很多家长为了自己的孩子变得更聪明，不惜花高价购买各种健脑营养品、保健品，可效果甚微。原因就在于家长们没有树立正确的健脑观念，益智健脑，除了要养成良好的生活习惯、讲究用脑的卫生外，还要注意营养与饮食的科学搭配。在日常膳食中，把健脑功效不同的营养食物搭配成平衡膳食，让大脑获得源源不断的营养补充，是促进大脑健全发育、智力提高的重要因素。

最佳营养素与食物推荐

最佳营养素	功效	食物推荐
不饱和脂肪酸	促进脑细胞发育和神经纤维髓鞘的形成，并维持其正常功能	鱼虾类、油脂类坚果（如核桃、芝麻、松子、花生仁、葵花子等）、玉米等
蛋白质	智力活动的物质基础	瘦肉、鸡蛋、牛奶、豆腐、鱼虾贝类等
碳水化合物	脑活动的能量来源	米面杂粮、各种水果等
钙	抑制脑神经细胞的兴奋作用，增强对精神刺激的反应能力	奶类、豆制品、小鱼类、虾皮、海带、芹菜等

益智健脑营养方

◎核桃花生粥：将核桃仁（50g）稍微掰碎，与小米（100g）、花生仁（50g）一起煮粥，小火慢熬至浓稠即可。此粥富含蛋白质、不饱和脂肪酸及多种维生素，不仅可以促进生长发育，还可以缓解大脑疲劳，增强记忆力，提高智力。

◎黑芝麻核桃松子糊：将黑芝麻、核桃仁、松子仁（各25g）分别炒熟、研末，用开水冲调，加适量白糖搅匀后食用，每天1次。此方不仅富含磷脂和不饱和脂肪酸、蛋白质，还有磷、钙等矿物质，有很好的健脑益智作用。

营养小贴士 一定要杜绝的伤脑食物

炸鸡、汉堡、冰激凌、薯条、方便面、含糖饮料、膨化食品等食物不仅各种添加剂非常多，还含有大量的饱和脂肪酸、盐、糖等物质，会严重影响少儿大脑和智力的发育。

保护视力

少儿正处于视力的发育期，如果不注意，很容易出现各种视力问题，如近视、斜视、散光等，使得很多孩子过早地戴上了小眼镜，对以后的生活和学习都产生了不良影响。影响孩子视力的原因较多，如长时间沉溺于电子产品或者书籍中，看书、写字姿势不正确，其中缺乏必要的营养素也是一个很重要的原因。所以，家长要想让孩子拥有一双明亮的眼睛，良好的视力，不仅要合理安排娱乐时间，及时纠正写字、看书等姿势，还要注意调整好孩子的饮食，多补充对视力有益的营养素。

最佳营养素与食物推荐

最佳营养素	功效	食物推荐
维生素A	维持眼角膜正常，防止眼干燥症、结膜炎等	燕麦、薏米、黄玉米、小麦、动物肝脏、蛋黄、奶类及奶制品、鱼类、橙黄色或绿色蔬菜等
维生素B$_1$	缺乏会导致看东西模糊、眼睛干燥等，严重的会引起视神经炎	谷类的谷皮和谷胚、豆类、坚果、动物肝脏、瘦猪肉等
维生素B$_2$	保证视网膜和角膜的正常代谢，缺乏会导致视力减退、怕光、眼部灼烧感或异物感	动物内脏、蛋类、奶类、瘦肉、谷类的谷皮和胚芽、豆类、新鲜绿叶蔬菜等
锌、铜、铁、镁、硒等矿物质	参与眼的多种代谢活动	动物内脏、瘦肉、鱼类、粗杂粮、新鲜蔬菜、坚果等

保护视力营养方

◎玉米糁枸杞粥：将玉米糁（250g）煮粥，煮至粥黏稠时，放入枸杞子（20g），继续煮5分钟即可。此粥含有丰富的维生素A、胡萝卜素、黄体素和玉米黄质（胡萝卜素的一种），可以有效保护视力。

◎鸡肝菠菜粥：鸡肝（50g）洗净后下沸水焯至六成熟，捞出切小丁，加入葱丝、姜片、酱油腌15分钟；菠菜（100g）焯水，切小段；大米（50g）洗净后熬成粥，将熟时放入鸡肝、菠菜，继续煮至粥熟，最后加盐、橄榄油搅匀即可。此粥不仅富含维生素A，还含有铁、锌、硒等多种微量元素，对维持正常视力，预防眼睛疾病有帮助。

第五章 家有少儿，补充营养助成长

促进生长发育

少儿由于生长发育旺盛，基础代谢高，活泼好动，体力脑力活动量大，因此他们所需要的能量接近甚至超过成年人，对各类营养素也有特殊要求。如果营养不足，就会导致营养不良，造成孩子生长发育迟缓，智力活动和学习耐受力下降。也有的家长片面认为只有大鱼大肉才是有营养的，或者盲目相信一些营养保健品，结果导致孩子摄入过多某些营养，同样对生长发育不利。其实，要想孩子正常生长发育，只要在平衡膳食的基础上，保证摄入足够的蛋白质、脂肪、碳水化合物、矿物质和维生素等营养素就可以了。

最佳营养素与食物推荐

最佳营养素	功效	食物推荐
蛋白质	是身体生长发育的基础	瘦肉、鸡蛋、奶类、豆类及豆制品、鱼贝类等
必需脂肪酸	对生长发育发挥重要作用	植物油、核桃、芝麻、花生等
维生素	维持身体正常生长，调节机体生理机能	全谷类食物、绿色蔬菜、水果等
钙、锌、磷、铁等矿物质	儿童骨骼、智力成长必需的物质	动物肝脏、牛奶、海带、鱼类、紫菜、豆制品、虾皮等

促进生长发育营养方

◎清蒸姜片鲢鱼：将鲢鱼（约500g）收拾干净，用料酒、盐腌渍20分钟；将姜片塞入鱼腹后，放入蒸锅内大火蒸10分钟，最后将热油均匀浇在鱼身上，撒上香菜段即可。此方富含多种人体必需的氨基酸、不饱和脂肪酸、卵磷脂等，可促进少儿身体和智力发育。

◎黄豆薏米糊：黄豆（40g）、薏米（20g）洗净后分别浸泡一夜，莲子（15g）浸泡2小时，去芯；熟栗子肉（10g）切碎，然后把所有原料一起放入豆浆机中打成糊即可。此方富含蛋白质、碳水化合物、维生素等营养素，可为少儿补充充足的能量，对生长发育十分有益。

提高免疫力

免疫系统的发育比其他系统要慢，一般到15岁左右才会达到成人水平。所以，对免疫系统还未发育成熟的少儿来说，极易受到细菌、病毒的侵袭而致病。这就需要家长想办法来尽量提高孩子的免疫力，比如多运动，调整饮食，多摄入能提升免疫力的营养素等。

最佳营养素与食物推荐

最佳营养素	功效	食物推荐
蛋白质	维持机体免疫功能	鸡肉、瘦肉、豆类及豆制品、奶类、蛋类、鱼虾类等
维生素A	增强免疫系统功能	动物肝脏、胡萝卜、西蓝花、蛋黄、新鲜绿叶蔬菜等
维生素C	高效抗氧化剂，维持免疫功能	新鲜蔬菜、水果
维生素E	增强免疫功能，预防感染性疾病	小麦胚芽、玉米、坚果等
锌	提高免疫力，预防感冒、腹泻、肺炎等感染性疾病	牡蛎、鱼类、红色肉类、动物内脏、南瓜子、西瓜子、黑芝麻等
硒	清除体内自由基，增强人体免疫力	猪肾、虾皮、海产品、南瓜子、蛋类、瘦牛肉、大蒜、芦笋、蘑菇等

提高免疫力营养方

◎凉拌西蓝花：西蓝花（300g）洗净、掰成小朵，胡萝卜（1根）洗净、切成薄片，分别焯水，加入蒜泥、盐、鸡精、醋，淋上热花椒油，拌匀即可。西蓝花和胡萝卜都富含维生素C、维生素A，常吃可有效提高机体免疫力，增强抗病能力。

◎三丝紫菜汤：竹笋、香菇、豆腐干（各20g）分别切成细丝；锅置火上，倒入花生油烧热，倒入适量清水，加入竹笋丝、香菇丝、豆腐干丝和紫菜（25g），煮沸后，加入生姜、盐、鸡精、香油调味即可。此汤含有多种氨基酸、维生素、钙、碘、多糖等营养素，具有明显增强细胞免疫和体液免疫功能的作用，可提高机体抵御各种疾病的免疫力。

预防肥胖

　　肥胖对少年儿童的身体和心理健康都会产生不利影响，肥胖会导致身体抵抗力下降，出现脂肪肝、儿童糖尿病、血脂异常、自卑、抑郁、焦虑等，这些多是因不健康的饮食行为，如喜欢吃甜食、大鱼大肉，不爱吃蔬菜水果；爱喝含糖饮料；经常暴饮暴食，饮食无节制等造成的。所以，预防和纠正儿童肥胖首先要改变不良的饮食习惯，控制食物的总量，然后再按照营养均衡的原则选择合适的食物，并适当多摄入一些具有减肥消脂作用的营养素。

最佳营养素与食物推荐

最佳营养素	功效	食物推荐
膳食纤维	增加饱腹感，减少进食量；帮助消化、润肠通便、去脂降糖	全麦食品、糙米、薏米、新鲜蔬菜、干豆类、菌类等
B族维生素	促进脂肪的分解代谢	未精制的谷类、麦芽与麸子、瘦肉、动物肾脏与心脏、绿叶蔬菜、坚果类等
维生素C	帮助减肥瘦身	新鲜蔬菜、水果

预防肥胖营养方

　　◎黑芝麻糙米粥：糙米（150g）洗净后煮成粥，将熟时放入黑芝麻（20g），继续煮至粥熟即可。此粥富含膳食纤维和B族维生素，不仅能帮助排出宿便，消脂减肥，还能为少年儿童的生长发育提供必需的营养。

　　◎红薯玉米糁粥：红薯（100g）去皮切小块；把玉米（40g）糁慢慢搅入沸水中，煮开后放入红薯，小火慢煮至红薯熟烂即可。此粥属于粗粮，富含膳食纤维、B族维生素及钾、镁等矿物质，能促进肠道蠕动，经常食用对减肥瘦身有帮助。

　　◎冬瓜海带汤：冬瓜（200g）切片，泡发海带（150g）切块，一起放入锅中煮汤，小火煮至冬瓜透明，海带熟，加盐调味即可。此汤不仅能有效抑制糖类转化为脂肪，还能帮助身体顺畅排便，起到预防肥胖的作用。

改善食欲

食欲不振是影响儿童发育的一个重要原因。现在大部分少儿都是独生子女，食物资源丰富，家长也比较娇惯，孩子想吃什么就吃什么，不想吃就不吃，时间久了，就会出现挑食、偏食、厌食等情况。营养得不到保证，健康也就无从谈起了。

要纠正少儿挑食、偏食的不良习惯，增强少儿的食欲，家长首先要以身作则，带头做到平衡膳食，培养轻松和谐的用餐氛围。另外，还要耐心引导，让少儿少吃零食，懂得吃各种食物的好处，并加强菜色种类、口味的变化，尽量让少儿多摄入一些能促进食欲的营养素。

最佳营养素与食物推荐

最佳营养素	功效	食物推荐
维生素B_1、维生素B_2	有效促进胃肠蠕动，增强胃肠道消化功能	未精制的谷类、麦芽与麸子、瘦肉、动物肾脏与心脏、绿叶蔬菜、坚果类等
钙、磷、钾、碘、铁、锌等矿物质	激发参与机体组织代谢酶素的活性，增加食欲	粗粮、豆类、动物内脏、水果和蔬菜、肉类、鱼类等
膳食纤维	促进肠道消化酶分泌，加速肠道内容物的排泄，利于食物的消化吸收	糙米、薏米、红豆、新鲜蔬菜、干豆类、菌类等

促进食欲营养方

◎山楂粥：去核山楂（30g）与大米（50g）共同熬煮成粥即可。山楂富含有机酸，大米富含B族维生素、钙、磷、钾等营养素，二者搭配煮粥喝，能刺激消化液分泌，有效改善食欲不佳、消化不良等症状。

◎香菇炒西蓝花：鲜香菇（100g）洗净，切条；西蓝花（200g）洗净，掰成小朵，焯水；油锅烧热，放入蒜片炒香，倒入香菇条翻炒，将熟时倒入西蓝花，翻炒至熟，加盐调味即可。香菇中含有的香菇精可促进食欲，西蓝花中维生素和矿物质都很全面，二者搭配，最适宜食欲不振的少儿食用。

预防缺铁性贫血

　　少年儿童生长发育旺盛，尤其是青春期少年需铁量很大，每天的铁需要量比成年人多60%以上。如果摄入食物中含铁量不足，就会导致缺铁性贫血的发生，进而会对少年儿童的生长发育、认知和智力发展、免疫系统功能、身体活动能力等产生不利影响。所以，家长在合理安排膳食时，要有意识地多选择一些含铁量高和吸收率高的食物，以预防或改善缺铁性贫血。

最佳营养素与食物推荐

最佳营养素	功效	食物推荐
蛋白质	红细胞和血红蛋白构成的物质基础	瘦肉、鸡蛋、牛奶、豆腐、鱼虾贝类等
铁	构成血红蛋白，有效改善缺铁性贫血症状	动物肝脏、动物全血、红色瘦肉、鱼类，菠菜、雪里蕻、油菜等绿叶蔬菜
维生素C	促进铁吸收，预防和改善缺铁性贫血	新鲜蔬菜、水果
B族维生素	红细胞发育不可缺少的物质	未精制的谷类、麦芽与麸子、瘦肉、动物肾脏与心脏、绿叶蔬菜、坚果类等

补血营养方

　　◎猪血豆腐汤：猪血、豆腐（各200g）分别洗净、切块，放入沸水中焯透后捞出；另起锅，倒入猪骨汤煮沸，放入焯好的猪血、豆腐共煮，最后放入盐、鸡精调味即可。此汤富含蛋白质和铁，能促进血红蛋白的合成，有效补血，改善因贫血而导致的面色苍白。

　　◎银耳苹果瘦肉粥：水发银耳（50g）洗净，撕成小朵；苹果（1个）洗净，切小块；猪瘦肉（100g）洗净，切薄片；大米淘洗干净后与银耳共同煮粥，煮至八成熟时放入苹果、猪瘦肉煮熟，再放入枸杞子（5g）略煮，最后加盐调味即可。此粥不但富含铁和维生素，还含有促进铁吸收的半胱氨酸，能有效改善缺铁性贫血的症状，是儿童补血的食疗佳品。

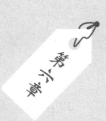

第六章

家有成年人，补充营养有精神

成年人虽然身体已经发育成熟，但每天要为了生活奔波劳碌，压力、疲劳、失眠、焦虑、疾病等是很多成年人都会遇到的问题，这时，没有健康的身体和充沛的精力是不行的。怎么办？除了要调整生活方式，加强锻炼外，还要注意平衡膳食，并着重补充一些有特殊功效的营养素，以增强体质，补充精力，以应对各类生活和健康问题。

缓解压力

　　现在很多人都过着快节奏、高压力的生活，一方面工作强度高，竞争激烈，业余时间还要不断充电；另一方面家庭负担重，上有老下有小，是整个家庭的支柱。过重的压力会使人身心疲惫，导致焦虑、沮丧、抑郁、发怒等不良情绪，以及失眠、头晕脑胀、记忆力下降等亚健康状况，时间长了，各种疾病也会相继找上门来。所以，当我们感到压力大时，要学会自我调整，放松心情。从饮食方面，有针对性地补充一些相应的营养素，也可起到很好的缓解压力的作用。

最佳营养素与食物推荐

最佳营养素	功效	食物推荐
B族维生素	有助于体内抗压力激素（类固醇）的分泌	全谷类、动物内脏、干果、紫菜、菌类等
维生素C	可以缓解紧张、急躁的情绪	新鲜蔬菜与水果
镁	维持神经系统功能，缓解紧张	大麦、荞麦、黑米、大黄米、黄豆、菌类、绿叶蔬菜等
锰	缓解烦躁不安的情绪	硬果、粗粮、干豆类、新鲜蔬菜等

缓解压力营养方

　　◎小米黄豆粥：黄豆（50g）浸泡10小时，然后与小米（100g）共同煮成粥即可。此粥可使氨基酸互补，并能提供丰富的维生素和卵磷脂，为大脑活动提供充足的能量，缓解压力，保持情绪稳定，非常适宜精神压力大者食用。

　　◎番茄土豆鸡肉粥：鸡脯肉（50g）洗净、焯水、切丁，番茄、土豆（各1个）分别去皮、洗净、切丁；大米加水煮粥，五成熟时加入鸡肉丁、土豆丁，将熟时放入番茄丁，继续煮至粥熟，最后加盐、葱花、香油调味即可。此粥富含蛋白质、B族维生素、维生素C及番茄红素，可减轻压力对身体的伤害，稳定情绪。

　　◎香蕉糯米粥：香蕉去皮、切丁，糯米浸泡3～4小时后煮粥，煮至米粒熟烂后放入香蕉丁，再稍煮片刻即可。此粥富含有镁、B族维生素，压力比较大的人每天喝一碗，可让肌肉松弛，使心情变得愉快舒畅。

增强体质

　　体质健康是人的生命活动和工作能力（包括运动能力）的物质基础。不良的饮食习惯和生活方式，比如长期的紧张工作学习、晚睡晚起、缺乏运动、放纵娱乐、不吃早饭、过食肥甘厚味、吸烟或饮酒过度等，导致人的体质越来越差，并逐渐引发多种慢性疾病，给自己和家庭都带来了很大的隐忧。所以，作为家庭支柱的成年人，要保持体质健康，除了要建立正确的生活方式，还要注意平衡膳食，有意识地多摄入一些富含蛋白质、维生素和矿物质的食物。

最佳营养素与食物推荐

最佳营养素	功效	食物推荐
蛋白质	为机体提供生长发育和组织修复的材料，参与体内重要生物活性物质的组成	瘦猪肉、牛肉、鱼、虾、奶、蛋、禽类、豆类、谷类和硬果（如花生、核桃）等
维生素	增强对疾病的抵抗力	谷类、动物内脏、蛋类、坚果、新鲜蔬菜、水果等
钙、铁、磷、锌等矿物质	强健骨骼，提高机体免疫力	动物肝脏、瘦肉、牡蛎、鱼虾类、整谷豆类、蛋类、新鲜蔬菜等

增强体质营养方

　　◎杂粮粥：黑豆、黑米、绿豆、红豆、薏仁、糙米、芡实（各30g）洗净后用清水浸泡一夜，然后与小米一起放入锅中，加入适量清水，用小火熬煮成粥，食用时可加适量白糖调味。粗杂粮中蛋白质、维生素、矿物质等营养素的含量比精制米、面要高得多，经常食用，有助于增强体质，防病保健。

　　◎羊肉胡萝卜粥：羊肉（75g）洗净，切成薄片，放入沸水中焯熟；胡萝卜（100g）洗净，切片；大米（100g）淘洗干净，放入锅中加水熬煮成粥，将熟时放入羊肉片、胡萝卜片、葱末、姜末，继续煮至粥熟，加盐、香油调味即可。此粥可为人体补充优质蛋白质和维生素、磷脂等营养素，有助于增强体质，提高人体抗病能力。

消除疲劳

疲劳是很多成年人的常见状态，如果疲劳感长期得不到缓解，往往会形成慢性疲劳综合征，对工作和生活都会造成很大的影响。所以，为了预防慢性疲劳综合征，我们不仅要注意劳逸结合，适当参加体育锻炼，保证充足的睡眠，减轻压力，还要从饮食上加以调整，平衡膳食，摄入适宜的营养素，达到消除疲劳的目的。

最佳营养素与食物推荐

最佳营养素	功效	食物推荐
碳水化合物	是能量的主要来源，对大脑尤其重要	大米、糯米、豆类等
B族维生素	参与身体新陈代谢，缺乏时易出现肌耐力不足及疲劳	动物内脏、蛋类、奶类、瘦肉、谷类的谷皮和胚芽、豆类、新鲜绿叶蔬菜等
维生素C	可以缓解四肢无力、肌肉关节酸疼等疲劳症状	新鲜蔬菜、水果
铁	是红细胞的主要成分，可以保证全身各处的供氧	动物肝脏、动物全血、畜禽肉类、鱼类、绿叶蔬菜

消除疲劳营养方

◎**蜂蜜土豆粥**：将土豆（250g）削皮，切碎，与大米（100g）一起煮粥，煮至黏稠时，关火晾至温热，加入适量蜂蜜，搅拌均匀即可。此粥富含淀粉、多种酶和矿物质，食用后能迅速补充体力，消除疲劳，提高人体免疫力。

◎**香菇瘦肉粥**：猪瘦肉（30g）洗净，切丁；鲜香菇（100g）洗净，切丁；大米淘洗干净后煮粥，煮至八成熟时放入瘦肉丁、香菇丁，继续煮至粥熟，加盐、葱花、香油调味即可。此粥中富含优质蛋白质、维生素和矿物质，可以缓解脑疲劳。

◎**茶叶粥**：先将茶叶（10g）煮汁，滤取约1000ml，再将大米放入茶汁中煮成粥即可。茶有提神醒脑、缓解疲劳的作用，与富含碳水化合物的大米煮粥喝，可缓解疲劳引起的心绪不宁。

镇静安神

现代人长期处于紧张和压力下，很容易出现神经易兴奋和大脑易疲乏的现象，如失眠、多梦、焦虑、紧张、烦躁易怒、注意力不集中等，尤其是脑力劳动者发病率最高。这些虽只属于一种亚健康状态，但对日常工作和生活的影响却非常大。要缓解这些症状，除了要调整生活方式，适当休息，加强锻炼外，还可以通过摄入适当的营养和饮食来促进睡眠，消除焦虑，镇静安神。

最佳营养素与食物推荐

最佳营养素	功效	食物推荐
B族维生素	可以调节内分泌，平衡情绪，松弛神经	未精制的谷类、麦芽与麸子、瘦肉、动物肾脏与心脏、绿叶蔬菜、坚果类等
钙	天然的神经系统稳定剂，具有安定情绪的作用	奶类、豆类、虾皮、紫菜、冬菜、蘑菇、燕麦等
镁	与钙相互制约，保证神经、肌肉兴奋与抑制的协调	豆类、虾皮、紫菜、冬菜、蘑菇、燕麦等

镇静安神营养方

◎枣仁莲子粥：酸枣仁（10g），莲子、枸杞子（各20g），大米（100g）。洗净加水共同煮成粥即可。酸枣仁含有植物甾醇及皂苷，有镇静、催眠的作用；莲子中的莲子碱、芳香苷等成分有镇静作用，每天喝一碗此粥，可改善心神不安、失眠、焦虑等症状。

◎小米红豆粥：红豆（50g）洗净，浸泡4小时，放入锅中煮至豆软，再放入小米（100g），继续熬煮至米、豆熟烂即可。小米对治疗神经衰弱有效，其所含的色氨酸、钙等物质可滋养神经、镇静心神。与养心的红豆搭配，有安心宁神的作用。

◎葵花子粥：将生葵花子仁（30g）和大米（50g）分别洗净，一起放入锅中煮成粥即可。加入适量清水，大火煮沸后，转小火慢熬至粥稠即可。葵花子含有多种氨基酸和维生素，能调节脑细胞代谢，有效改善失眠、焦虑、紧张、烦躁等症状。

美容养颜

　　美容养颜是女性一生的追求，现在大多数女性都是家庭工作两边忙，既要在职场中打拼，还要照顾家庭，往往承受着比男人更大的生活和工作压力，况且，女人的皮肤从25岁起就开始衰老，如果平时不注意保养，干燥、粗糙、斑点、皱纹等各种皮肤问题都会接踵而来。对于皮肤问题，大多数女性都选择了化妆品和美容院，钱没少花，效果却不尽如人意。其实，根本不用这么麻烦、花这么多钱，只要在日常饮食中补充对皮肤有益的营养素，就能改善皮肤问题，达到美容养颜的效果。

最佳营养素与食物推荐

最佳营养素	功效	食物推荐
胶原蛋白	保护皮肤，使皮肤保持弹性、光泽	猪蹄、猪皮、鱼皮、鸡皮、鸡爪、鸡翅、银耳、花生、海参等
不饱和脂肪酸	有效对抗自由基，抗衰老	橄榄油、葵花子油、玉米油、大豆油等植物油、黄豆、深海鱼、油脂类坚果等
维生素C	促进胶原蛋白的合成，有抗氧化作用，避免细胞和组织老化	新鲜蔬菜、水果
维生素E	抑制色素沉淀，美白润肤抗衰老	小麦胚芽、谷胚、玉米、薏米、蛋黄、豆类、坚果、植物油等
锌	参与皮肤的正常代谢	贝壳类海产品、鱼类、红色肉类、动物内脏、整谷、粗粮、干豆、坚果、蛋类等

美容养颜营养方

　　◎花生木瓜鸡爪汤：木瓜（1个）洗净，去皮籽，切块备用；鸡爪（5只）收拾干净，用刀背敲裂；将木瓜、鸡爪与花生（80g）、姜片（适量）一起放入砂锅中，小火煲煮1.5小时，最后加盐调味即可。花生、鸡爪富含胶原蛋白，木瓜中含有丰富的蛋白分解酵素和维生素C，有助于蛋白质的分解和吸收，有养颜美白、润肤作用。

　　◎豌豆红薯小米饭：新鲜豌豆（50g）洗净，红薯（200g）去皮、洗净、切小块，与小米（100g）一起蒸饭，饭熟后10分钟即可。此饭可美容养颜，具有减轻皱纹、色斑、色素沉着的功效。

减轻烟酒伤害

数据显示，香烟含有对人体有害的物质高达20余种，可导致40多种疾病，其中包括多种癌症。而过量饮酒会损害胃及肝脏，甚至导致胃出血、酒精性脂肪肝、肝癌等。要想戒掉烟酒确实不容易，不过，通过饮食调养，补充一些必要的营养素，至少可以减轻烟酒对身体的损害。

最佳营养素与食物推荐

最佳营养素	功效	食物推荐
膳食纤维	清除体内胆固醇，排出多余脂肪，避免饮酒过多引起的脂肪肝	全谷类、豆类、蔬菜、水果等
维生素	维持身体免疫功能，保护肝脏、肺脏健康	动物肝脏、奶类、蛋类、干果、蔬菜、水果等
氨基酸	可降低尼古丁的毒性	鱼类、瘦肉、豆类等

减轻烟酒伤害的营养方

◎川贝雪梨粥：雪梨（1个）洗净，去皮去核，切片；糯米（100g）浸泡3~4小时后煮粥，将熟时放入雪梨片、川贝（10g），继续煮10分钟，晾温后加入适量蜂蜜，搅匀即可。此粥可润肺清热、化痰止咳，且富含维生素和矿物质，能有效缓解吸烟引起的喉咙干痒、痰稠等症状。

◎猕猴桃芹菜玉米汁：猕猴桃（2个）去皮，切小块；芹菜茎（300g）洗净，切小段；鲜玉米粒（40g）洗净，三者一起放入豆浆机中榨汁，最后加适量蜂蜜，搅匀即可。此方富含膳食纤维、维生素，可促进酒精分解，减轻酒精对肝脏的损害。

◎菠菜鱼片粥：菠菜（400g）洗净，切碎；将洗净的大米（100g）、红枣（10个）共同煮粥，将熟时放入菠菜、鱼片（100g）、猪血（150g），继续煮至粥熟，加入盐、香油调味即可。此粥含有多种氨基酸、维生素、膳食纤维，可润肠解酒，最适宜醉酒者食用。

减轻辐射损害

现代生活中，辐射无处不在，会对人体产生一定的危害。但是，要完全避开辐射是不可能的，不过，我们可以通过合理的饮食，增加自身营养，来减轻辐射对身体的损害。

最佳营养素与食物推荐

最佳营养素	功效	食物推荐
B族维生素	增强机体抵抗辐射的能力	小米、糯米、糙米等谷类、菌类、瘦猪肉、花生、胡萝卜、海带等
维生素E	具有抗氧化作用，可保护细胞膜免受自由基、紫外线及污染物的侵害	小麦胚芽、谷胚、蛋黄、豆类、坚果、绿叶蔬菜等
硒	具有抗氧化作用，可阻断身体的过氧化反应，抗辐射	动物的肝脏及肾脏、海产品、瘦肉、富硒谷物和蔬菜
茶多酚	有解毒和抗辐射作用，能有效地阻止放射性物质的侵害	茶叶，以绿茶最佳

减轻辐射损害的营养方

◎苋菜玉米粥：新鲜苋菜（50g）洗净，切小段；鲜玉米(50g)、大米（60g）分别洗净，一起放入锅中，加水煮粥，将熟时放入苋菜，继续煮至粥熟，最后加盐调味，搅匀即可。苋菜富含硒，能抗辐射、抗癌、抗氧化；玉米富含多种维生素，能清除体内自由基，加强机体抗电磁辐射的能力，二者与富含B族维生素的大米搭配煮粥，不仅能提高人体抗辐射的能力，还可以帮助清除体内因辐射而产生的毒素。

◎海带绿豆粥：水发海带（50g）洗净，切碎；绿豆（30g）洗净，用清水浸泡4小时后，与大米（100g）共同煮粥，将熟时放入海带碎继续煮15分钟，加入白糖（5g）调味即可。海带富含胶质，可减轻辐射对机体免疫功能的损害；绿豆能解毒、排毒，大米富含B族维生素，三者搭配煮粥可起到很好的排毒、抗辐射的作用。

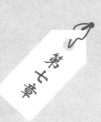

第七章

家有老人，补充营养强身体

老年人身体机能开始出现衰退，牙齿脱落、消化液分泌减少、胃肠道蠕动缓慢等，使机体对营养成分消化吸收利用下降，导致很多老年人出现了不同程度的骨质疏松、记忆力减退及心脑血管疾病。因此，必须适当补充营养素预防和延缓慢性病的发生、发展，保证老年人身心健康。

预防骨质疏松

　　老年人随着年龄的增长，性激素水平下降，导致钙质流失加速，使得单位骨体积内的骨组织含量减少，即骨密度降低，而患上骨质疏松症。骨质疏松是老年人常见的一种代谢性骨病，因其造成的骨折在老年人群中占很大比例。此病虽不能完全预防和根治，但通过摄入足够的钙、维生素D等营养素，能在很大程度减轻骨质疏松症，防止严重并发症的出现。

最佳营养素与食物推荐

最佳营养素	功效	食物推荐
钙	增加骨密度，使骨骼坚硬的最基本的元素	奶类、豆类及豆制品、坚果、海藻类、虾皮、绿色蔬菜等
维生素D	促进钙、磷的吸收	海产品、动物肝脏、蛋黄、奶类、牛肉、黄油、咸水鱼、蘑菇等
磷	构成骨骼的重要成分	瘦肉、蛋、奶、动物的肝脏、肾脏海带、紫菜、芝麻酱、花生、干豆类、坚果、粗粮等
蛋白质	参与骨骼的构成	瘦猪肉、牛肉、鱼、虾、奶、蛋、禽类、豆类、谷类和硬果（如花生、核桃）等
维生素C	有利于胶原蛋白的合成，维持骨的韧性	新鲜蔬菜、水果等
维生素K	缺乏维生素K易发生骨质疏松和髋部骨折	菠菜、甘蓝菜、生菜等新鲜绿叶蔬菜
锌、镁、氟、锰等	是骨骼发育和重建不可缺少的元素	鱼类、瘦肉、动物内脏、粗杂粮、坚果、豆类、蛋类等

强筋健骨营养方

　　◎黄豆排骨汤：黄豆（100g）洗净后浸泡1小时；猪小排（500g）洗净，焯水，然后与黄豆、姜片一起煲汤，煲2~3个小时，最后加盐、鸡精调味即可。此汤富含蛋白质、钙、骨胶原、骨黏蛋白等，可强筋健骨，增强骨密度，预防骨质疏松。

　　◎虾皮豆腐汤：黑木耳（10g）泡发、洗净，撕小朵；豆腐（100g）切成小块后，与虾皮（10g）一起煲汤，小火煲30分钟后放入黑木耳，煮熟后放入盐、香油、葱花调味即可。此方富含优质蛋白质和钙，最适宜老年人补钙食用，每天一碗，可有效预防骨质疏松。

延缓衰老

衰老是自然规律，老年人随着年龄的增加，身体的各个器官都会不断退化，骨密度下降；咀嚼、消化、吸收功能下降；视力、听力、记忆力、免疫力等功能降低，等等。这些衰老的过程就像一条单行道，每个人都不可避免，但是，我们可以选择减速慢行。除了良好的生活习惯和保健措施、适当地运动以外，合理的营养与膳食也可以有效地延缓衰老，提高生活质量。

❀ 最佳营养素与食物推荐

最佳营养素	功效	食物推荐
不饱和脂肪酸	有效对抗自由基，抗衰老	橄榄油、葵花子油、玉米油、大豆油等植物油，玉米、黄豆、深海鱼、油脂类坚果等
核酸	具有极强的抗生物氧化作用，消除体内自由基，促进性激素分泌，延缓衰老进程	鱼类，动物肝脏、脑、心、瘦肉，豆类及豆制品，菌类等
胡萝卜素	抗癌、抗氧化作用，可延年益寿	胡萝卜、南瓜、西蓝花、菠菜等深绿色或红黄色的蔬菜和水果
维生素C	促进胶原蛋白的合成，有抗氧化作用，避免细胞和组织老化	新鲜蔬菜、水果
维生素E	清理人体内自由基，抗衰老	小麦胚芽、谷胚、玉米、薏米、蛋黄、豆类、坚果、植物油等

❀ 抗衰老营养方

◎南瓜黑米粥：南瓜（200g）洗净、切片；黑米（150g）洗净，浸泡一夜，然后连同泡米水一起，与南瓜、红枣（10个）共同煮成粥即可。此粥富含β-胡萝卜素、维生素及花青素类色素，具有很强的抗衰老作用。

◎松仁玉米粥：松子仁（30g）过油，炸酥，沥油；胡萝卜（100g）洗净，切丁，与鲜玉米粒（200g）一起放入爆香的油锅中煸炒，炒熟加盐调味，再倒入松子仁，用淀粉勾芡，大火快速翻炒均匀即可。此粥富含不饱和脂肪酸、维生素E和胡萝卜素，可促进和维护脑细胞功能和神经功能，起到益智健脑、延缓衰老的作用。

预防心脑血管病

在所有老年人常见病中，心脑血管病是最常见、最危险的疾病。血管壁的退化固然跟年龄、遗传有关，更重要的是与日常的生活方式有关。所以，预防心脑血管病的关键就是保持健康的生活方式，如戒烟、限酒、低盐、低脂、控制体重、适当运动、避免精神刺激、保持良好的心理状态等。而这其中，坚持低脂饮食，饮食多样化，保证各种有益心血管健康的营养素的摄入，是防止血管病变的有效方法。

最佳营养素与食物推荐

最佳营养素	功效	食物推荐
不饱和脂肪酸	保护脑血管、降血脂	植物油，黄豆、深海鱼、油脂类坚果等
膳食纤维	降低胆固醇	全麦食品、糙米、薏米、新鲜蔬菜、干豆类、菌类等
维生素E	改善冠状动脉和周围血管的微循环	麦胚、谷胚、蛋黄、豆类、坚果、绿叶蔬菜等
磷脂	分解过高的血脂、胆固醇，清扫血管，使血液循环顺畅	大豆、蛋黄、瘦肉及动物脑、肝、肾等
镁	心血管系统的保护因子，维持正常心肌功能	大麦、荞麦、黑米、大黄米、黄豆等粗杂粮，菌类、绿叶蔬菜等

保护心血管营养方

◎凉拌土豆丝：土豆（300g）去皮切成细丝，过两遍清水洗去淀粉，焯水后过凉，放入盐、蒜末、鸡精、香油、醋，拌匀即可。此菜不仅富含膳食纤维、维生素及多种矿物质，还含有大量有特殊保护作用的黏液蛋白，可以预防心脑血管的脂质沉积，保持血管的弹性，从而有利于预防心脑血管病的发生。

◎素炒木耳：水发木耳（300g）洗净，撕成小朵；鸡蛋（2个）打散、炒熟；青椒（1个）洗净，切块；油锅烧至八成热，放入葱花、姜末爆香，倒入青椒块，翻炒几下断生，放入木耳翻炒，最后放入鸡蛋，炒熟出锅前放盐、鸡精调味即可。木耳中的多糖体可降血脂、防止血栓形成，预防心脑血管疾病的发生。

预防老年性痴呆症

老年性痴呆症是一种慢性进行性神经衰退性疾病，好发于65岁以上的老年人，患病率会随着年龄的增加而增高。此病初期表现为记忆力减退，此后慢慢发展为智力减退、情感和性格变化，最终严重影响日常生活能力。目前，此病在治疗方面尚无有效的药物，所以，关键在于预防，而坚持低糖、低盐、低脂饮食，并摄入一些含有特别营养成分的饮食，对预防老年性痴呆症，尤其是早期痴呆症状有一定效果。

最佳营养素与食物推荐

最佳营养素	功效	食物推荐
叶酸	体内缺乏叶酸使患痴呆的可能性增加	动物肝、肾，鸡蛋、酵母及富含维生素C的新鲜绿色蔬菜、水果等
维生素	延缓血管硬化，防止脑的老化	谷薯类、菌类、绿色蔬菜、新鲜水果等
钙、镁、钾	调节神经肌肉的兴奋性，预防血管硬化，增强脑的血流量	贝壳类、鱼类、瘦肉、豆类、坚果、乳类、绿叶蔬菜等
核酸	是遗传物质基础，主宰细胞物质代谢的功能	鱼虾类、菌类、花粉、水果和新鲜蔬菜等
卵磷脂	减缓记忆力衰退进程，延缓衰老	蛋黄、大豆及大豆制品、花生、鱼脑等

预防老年性痴呆症营养方

◎小米核桃芝麻粥：核桃仁、黑芝麻（各30g）磨碎；小米（100g）淘洗干净，放入锅中加水煮粥，将熟时放入核桃芝麻碎，继续煮至粥熟即可。小米中富含B族维生素以及色氨酸和蛋氨酸；核桃、黑芝麻富含不饱和脂肪酸和多种矿物质，经常食用此粥有益于脑的保健。

◎菠菜炒鸡蛋：菠菜（350g）洗净，焯水后切段；鸡蛋（2个）打散，炒锅烧热，倒入适量大豆油，油温六成热时倒入鸡蛋液炒熟；油锅烧热，放入葱花爆香，放入菠菜段翻炒，再倒入炒好的鸡蛋同炒，最后加盐调味即可。此菜不仅富含维生素和钙、镁、铁、钾等矿物质，还含有丰富的卵磷脂，能延缓脑神经衰退，预防或推迟老年性痴呆的发生。

防止记忆力衰退

随着年龄的增大，人的记忆力会不断下降，尤其是老年人离退休后，生活清闲，活动单调，大脑神经细胞得不到刺激，更会加速记忆功能的衰退。如何防止头脑老化、记忆力衰退呢？除了要采用适当的方法外，如经常参加一些有益于大脑活动的活动，保证足够的睡眠，保持平和愉快的情绪等，最经济有效的办法是通过日常饮食增加脑的营养，多吃一些能增强脑细胞代谢，有助于防止记忆力衰退的食物。

最佳营养素与食物推荐

最佳营养素	功效	食物推荐
不饱和脂肪酸	提高脑细胞的活性，增强记忆力和思维能力	鱼虾类、玉米、油脂类坚果（如核桃、松子、花生仁、葵花等）等
B族维生素	加强脑细胞的功能	全谷类、瘦肉、动物肾脏与心脏、绿叶蔬菜、坚果类等
磷脂	促进脑部神经系统的发育，增强记忆力	大豆、蛋黄、瘦肉及动物脑、肝、肾等
胆碱	是磷脂的重要组成部分，可促进脑发育、提高记忆力	蛋类、绿叶蔬菜、麦芽、大豆及动物脑、心、肝等

增强记忆力营养方

◎五谷黑豆汁：黑豆（40g）浸泡一夜后，与泡软的花生、莲子、薏米（各15g）及核桃仁（20g）一起打成汁，再加入适量冰糖搅拌即可。此方不仅富含蛋白质、氨基酸、不饱和脂肪酸，还可增加体内DHA和磷脂，增强脑细胞活力，对改善记忆力很有帮助。

◎花生黑芝麻豆浆：黄豆（50g）浸泡一夜，与花生（30g）、黑芝麻（10g）一起打成豆浆，过滤后即可。此方富含不饱和脂肪酸、大豆磷脂、卵磷脂、脑磷脂等营养素，能够增强脑细胞代谢，提升大脑活力，防止老年人记忆力减退。

◎肉末蒸蛋：鸡蛋（3个）打散，放入盐、鸡精和适量清水搅匀，上屉蒸熟；猪瘦肉（50g）剁成末，炒熟，再加入葱末、酱油，用淀粉勾芡后浇在蒸好的鸡蛋上即可。此方富含蛋白质、磷脂、胆碱等营养素，经常食用，对保护大脑，提高记忆力大有好处。

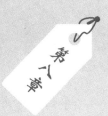

第八章

家有特殊人群，补充营养促健康

有的家庭，除了有少儿、成年人和老年人这些一般人群，还有一些特殊人群，如孕妇、产妇、哺乳的母亲，以及患有一些常见病、慢性病的病人，这些人的生理状况与常人不同，为了满足身体的需要，保持健康，对营养也就有着特殊的需求，需要在日常饮食中加以调整。

孕期这样补营养

　　孕妇的营养，不仅影响到胎儿的正常发育，也关系到出生后婴幼儿的体质和智力，以及孕妇自身的健康。因此，根据孕妇的生理特点和胎儿特殊的营养需求，科学地调配孕前及妊娠各时期的营养，对优孕、优生、优育都是十分重要的。

🌀 怀孕前的营养储备：补充叶酸、铁、碘

　　要想生一个健康的宝宝，育龄妇女在计划怀孕前3~6个月就应该调整饮食，以使自身的营养达到最佳状况，为胎儿和母亲提供健康的物质基础。这是因为，妊娠早期是胎儿器官分化形成的关键阶段，而这一阶段胎儿的所需营养基本上都来源于孕前母亲体内的营养储备，如果等怀孕后再补充营养，那就为时已晚了。

　　孕前的饮食调理，除了戒烟酒，最重要的就是要做到平衡膳食，以保证蛋白质、脂肪、碳水化合物、维生素及矿物质等营养素的均衡摄入。此外，还有三种特殊营养素是需要特别补充的，即叶酸、铁和碘。

🍴 孕前3个月开始补充叶酸

　　叶酸是一种水溶性维生素，是胎儿早期神经发育所必需的一种营养物质。妊娠的最初4周是胎儿神经管分化和形成的重要时期，此阶段若缺乏叶酸，将会影响胎儿神经管的正常发育，增加胎儿神经管畸形及早产的危险。所以，育龄妇女最迟应从孕前3个月开始补充叶酸。

　　补充方法：

　　◎多食用富含叶酸的食物，如动物肝脏、鸡蛋、深绿色蔬菜、豆类、新鲜水果、坚果等。

　　◎服用叶酸补充剂，每次400μg，并持续至整个孕期。

🍴 孕前、孕期注意补铁

　　铁在人体内主要参与造血，体内氧气的运输和组织细胞的"呼吸"，以及免疫、解毒和抗氧化等过程。如果女性在孕前、孕期缺铁，容易导致早产、影响胎儿的发育及铁的储备，造成新生儿体重低或患上缺铁性贫血。所以，不论是在孕前，还是在整个妊娠期，母亲都要注意补充铁。

补充方法：

◎食用含铁丰富且吸收利用率高的食物，如动物肝脏、动物血、瘦肉、鱼类及蛋黄等。

◎必要时补充铁剂，但需在医生指导下服用。

🍴 孕前、孕早期要补碘

碘是甲状腺合成甲状腺素所必需的原料，而甲状腺素是促进组织代谢、提高神经兴奋性和身体发育的一种激素。若女性在孕前期和孕早期缺碘，均可导致供给胎儿的碘不足，进而使胎儿甲状腺素合成不足，从而严重影响胎儿中枢神经系统发育，造成幼儿智力低下，发育迟缓，患上呆小症，并伴有不同程度的听力和语言障碍。

补充方法：

◎食用碘盐。

◎食用含碘丰富的食物，如海带、紫菜、海产鱼、虾、蟹、干贝等海产品。

◎服用含碘制剂，适用于碘含量极度缺乏的孕妇，但在服用前要咨询医生，切忌盲目补充。

孕期适宜增重是多少

孕妇怀孕期间，体重会随着胎儿的发育逐渐增加。增加的体重主要包括两部分：一是母体组织的增长，包括血液和细胞外液的增加、子宫和乳腺的发育及母体为泌乳而储备的脂肪等；二是妊娠产物，包括胎儿、胎盘和羊水。

若孕妇营养不良，体重增加过少可能会导致胎儿发育不良、新生儿体重过低等。但若孕妇营养过剩，体重增长过度对母亲和胎儿也不利，一是易出现巨大儿，增加难产、剖宫产的危险性；二是易导致糖尿病、高血压等妊娠期合并症。所以，孕妇必须将体重的增加量控制在适宜的范围内，才有利于自身和胎儿的发育。

那么，孕妇在孕期适宜增加的体重是多少呢？根据孕妇自身体型、胖瘦的不同，孕期体重增加的标准范围也不一样。孕妇可以根据孕前体重，先计算自己的BMI指数（BMI=体重（kg）/身高（m）^{2}），再确定孕期的增重标准。

根据孕前BMI推荐的孕期体重增长范围[3]		
	BMI	推荐体重增长范围（kg）
低	<19.8	12.5～18

	BMI	推荐体重增长范围（kg）
正常	19.8～26	11.5～16
超重	>26～29	7～11.5
肥胖	>29	6～6.8

孕早期(0～12周)的营养需求与膳食安排

孕早期（0~12周）胚胎生长速度较缓慢，母体变化也不明显，所需营养与孕前没有太大的差别。但这个阶段是胎儿神经管及主要器官发育的关键时期，孕妇也容易发生一些早孕反应，如恶心、呕吐、挑食、偏食或厌食、进食量减少、嗜酸厌油等，会影响某些营养素的摄入。所以，为了满足孕早期的营养需要，防止胎儿畸形，这一阶段的膳食安排需要特别注意。

孕早期的营养需求

◎每天能量增加约200kcal，蛋白质增加5g。

◎每天摄入的碳水化合物不能少于150g，以防止酮体对胎儿早期脑发育的不良影响，孕妇完全不能进食时，也应静脉补充至少150g葡萄糖。

◎继续补充叶酸、铁、碘等营养素。

孕早期的膳食安排

◎饮食宜清淡、适口、易消化，如起床前可吃些面包、馒头、饼干等，可以缓解晨起和饭后的妊娠反应。

◎少食多餐，想吃就吃，呕吐后仍要吃些易消化的食物，以保证摄入足够的营养。

◎每日膳食构成：粮谷类200～300g，大豆制品50～100g，鸡蛋每日1个，鱼、禽、瘦肉交替选用约150g，绿叶蔬菜300～400g，水果50～100g，牛奶200～250ml或相当量的奶制品，植物油20g。

◎在已吃碘盐的情况下，每周至少吃一次海产品，以防止碘摄入不足。

◎多摄入富含铁的食物，如动物血、肝脏、瘦肉、黑木耳、红枣、黄花菜等；或在医生指导下服用铁剂，同时多摄入富含维生素C的果蔬，以促进铁的吸收和利用。

餐次	食物名称	用量
早餐	馒头	100g
	酸奶	100ml
	鲜橙	1个
	芝麻酱	10g
加餐	核桃仁	3粒
午餐	米饭	100g
	芹菜炒豆腐干	芹菜100g，豆腐干50g。
	海蛎肉生菜	海蛎肉20g，生菜200g。
	番茄鸡蛋汤	番茄50g，鸡蛋1个。
加餐	牛奶芝麻糊	250g
晚餐	面条	75g
	鲜菇鸡片	鸡胸片50g，鲜蘑菇50g。
	黑木耳炒菜心	黑木耳10g，菜心100g。
加餐	全麦饼干	3块
全天烹调用油20g。		

孕中期(13~27周)的营养需求与膳食安排

孕中期(13~27周)胎儿生长发育迅速，骨骼、牙、四肢、五官已经形成，大脑进一步发育；母体也发生了极大变化，母体子宫、胎盘、乳房等逐渐增大，此外，母体还需要为产后泌乳开始储备能量以及营养素，再加上孕早期妊娠反应导致的营养不足，因此，孕中期开始需要相应增加食物量，以满足孕妇显著增加的营养需要。

孕中期的营养需求

◎在早期的基础上每天增加能量200kcal。

◎每天蛋白质增加15g。

◎增加维生素及微量元素的摄入，尤其要注意铁的补充。

◎增加每日的餐次，但每次的食量要适度，以免餐后饱胀，引起胃部不适。

◎每日膳食构成：粮谷类350～450g，大豆制品50～100g，鸡蛋每日1个，鱼、禽、瘦肉交替选用约150g，蔬菜500g(其中绿叶菜300g)，水果150～200g，牛奶300ml或相当量的奶制品，植物油20g。

◎每周进食1次海产品，以补充碘、锌等微量元素。

◎每周进食1次动物肝脏、动物血(共50g)，以补充维生素 A 和铁。

▼▲ 孕中期一日食谱举例

餐次	食物名称	用量
早餐	牛奶	250ml
	豆沙包	面粉100g，红豆沙50g。
加餐	橙子	1个
午餐	米饭	100g
	猪肝炒菠菜	猪肝25g，菠菜100g。
	蒜茸油麦菜	100g
	番茄鸡蛋汤	番茄50g，鸡蛋1个。
加餐	香蕉或苹果	100g
晚餐	小米粥	100g
	花卷	50g
	排骨炖海带	排骨100g，水发海带50g。
	海米油菜	干海米15g，油菜200g。
加餐	牛奶	250ml
	全麦面包	50g
全天烹调用油20g。		

孕晚期(28～40周)的营养需求与膳食安排

孕晚期(28~40周)是胎儿生长最迅速的阶段，胎儿体内的组织、器官迅速增长，脑细胞分裂增殖加快，骨骼开始钙化，此时胎体内储存的营养素最多；同时，这阶段也是孕妇代谢和组织增长的最高峰，子宫增大、乳腺发育增快，因此，营养需求较孕早期和孕中期也更为重要。

孕晚期的营养需求

◎在孕中期的基础上每天增加能量200kcal。

◎每天蛋白质增加20g。

◎补充长链多不饱和脂肪酸。

◎增加钙的补充。

◎保证适宜的体重增长。

孕晚期的膳食安排

◎少食多餐，每餐食物摄入量要适宜，以免餐后饱胀，引起胃部不适。

◎每日膳食构成：粮谷类400～500g，大豆制品150g，鸡蛋每日1个，鱼、禽、瘦肉交替选用约200g，蔬菜500克(其中绿叶菜300g)，水果150～200g，牛奶300ml或相当量的奶制品，植物油20g。

◎每周进食动物肝脏1次，动物血1次；

◎每周至少3次鱼类，其中至少1次海产鱼类。

◎多食用高钙食物，如每日饮奶至少250ml，同时补充钙300mg，或饮用500ml低脂牛奶，以满足钙的需要。

◎烹调油应适当选择亚麻籽油、海藻油，增加ω-3脂肪酸的摄入。

孕晚期一日食谱举例

餐次	食物名称	用量
早餐	肉丝鸡蛋面	面条100g，瘦猪肉丝30g，鸡蛋1个。
加餐	牛奶	250ml
	全麦面包	50g
	杏仁或核桃	5粒
午餐	米饭	150g
	红烧鲫鱼	100g
	焖鸡翅	鸡翅4只，水发海带50g，胡萝卜50g。
	小白菜豆腐汤	小白菜200g，豆腐50g。
加餐	苹果	100g

餐次	食物名称	用量
晚餐	米饭	150g
	胡萝卜焖排骨	排骨100g，胡萝卜50g。
	芹菜炒肉丝	芹菜100g，瘦肉丝30g。
	鸭血汤	鸭血50g
加餐	酸奶	100ml
	饼干	5块
全天烹调用油20g。		

妊娠合并症孕妇的膳食与营养

妊娠合并症是指育龄妇女在未孕之前或妊娠期间发生的非妊娠直接引起的疾病，又称妊娠加杂症。妊娠终止，这些疾病也不一定随之消失。常见的妊娠合并症有贫血、妊娠高血压综合征、妊娠糖尿病等。这些妊娠合并症严重影响孕妇和胎儿的健康，合理的调整和改善孕妇的膳食结构，可以纠正或减轻某些妊娠合并症。

妊娠贫血的膳食与营养

妊娠贫血多数为缺铁或缺乏叶酸，或二者同时缺乏所致。恶性贫血、溶血性贫血及再生障碍性贫血等少见。贫血孕妇抵抗力低下，妊娠和分娩期间的风险增加，严重者会导致严重的并发症甚至死亡。对胎儿来说，严重的贫血会造成胎儿生长受限、胎儿窘迫、早产或死胎。

◎增加血红素铁的摄入量，如动物血、肝脏、瘦肉、红枣、黑木耳、菠菜、黄花菜等食物，或者在医生指导下补充小剂量的铁剂（每天10~20mg）。

◎增加维生素C的摄入量，以促进铁的吸收和利用，如新鲜蔬菜和水果，或者在补充铁剂的同时补充维生素C。

◎增加叶酸的摄入量，如动物肝、肾、蛋类、酵母等。

◎增加维生素B_{12}的摄入量，如动物肝脏、瘦肉、蛋类、鱼类、贝类等。

妊娠高血压综合征的膳食与营养

妊娠高血压综合征，简称妊高征，是威胁母婴健康最常见、最严重的一种疾病，发病率约为5%~10%，一般发生在妊娠24周后，多见于初产妇、肥胖、多胎妊娠及有妊高征家族史的孕妇，主要表现为高血压（收缩压高于140毫米汞柱和（或）舒张压高于90毫米汞柱）、蛋白尿、水肿等。如果孕妇确诊为妊高征，就必须及时治疗，否则会引发孕妇及胎儿的多种疾病，甚至造成死亡。妊高征的发生与遗传、营养状态、营养摄取量等因素均有关系，因此，合理营养是预防和治疗妊高征的重要手段。

◎减少膳食中钠的摄入，每日摄入食盐2~5g，酱油不超过10g，忌食盐腌食品。

◎限制动物脂肪的摄入量，忌食肥肉及各种动物油。

◎限制能量的摄入量，少吃糖果、点心、含糖饮料等高糖食物，少吃各油炸食品、高脂食品等。

◎增加蛋白质的摄入量，多吃瘦肉、鱼类、大豆及豆制品等。

◎增加钙、钾、锌的摄入量，多吃牛奶、大豆及豆制品、海产品、菌类、新鲜蔬菜和水果等。

妊娠糖尿病的膳食与营养

妊娠期糖尿病是指妊娠前糖代谢正常或有潜在糖耐量异常，妊娠期才出现的糖尿病。此类患者糖代谢多数于产后能恢复正常，但将来患2型糖尿病机会增加。妊娠糖尿病对母婴均有较大危害，必须引起重视。妊娠期糖尿病患者的饮食应该既能保证和提供妊娠期间能量和营养需要，又能避免餐后高血糖或饥饿酮症出现，保证胎儿正常生长发育。

◎保证饮食规律，至少一日三餐，可在三次正餐之间加餐，但加餐不加量。

◎限制膳食脂肪的摄入，尤其是动物油和饱和脂肪酸制成的零食等。

◎避免食用高胆固醇的食物，如动物脑、肝、肾等动物内脏及蛋黄等。

◎适当控制碳水化合物的摄入，每天200~300g。

◎保证蛋白质的摄入量，尤其是优质蛋白，如瘦肉、禽类、鱼类、蛋类、大豆及豆制品等。

◎多吃富含膳食纤维的食物，如粗杂粮、新鲜蔬菜、豆类、海带等。若食用水果，应适当减少主食量。

孕期肥胖的膳食与营养

孕妇肥胖可导致胎儿巨大，造成难产、剖宫产，还会导致妊娠糖尿病、产后出血等并发症。因此，肥胖孕妇需注意平衡膳食和适量运动，不能因怀孕而放纵饮食。

◎饮食有规律，按时进餐，控制进食量，少吃零食。

◎避免高脂肪食物，如肥肉、动物油、油炸食物等。

◎避免高碳水化合物食物，如糕点、糖、巧克力、冰激凌、含糖饮料等。

◎保证优质蛋白质的摄入，可多选择高蛋白、低脂肪的鸡、鱼、虾、蛋、奶等，少选择含脂肪量相对较高的猪、牛、羊肉，并可适当增加一些大豆及豆制品。

◎增加膳食纤维的摄入量，多吃粗杂粮、新鲜蔬菜和水果等。

哺乳期这样补营养

哺乳期产妇的营养状况非常重要，一方面要逐步补充妊娠和分娩时所损耗的营养素储存，促进身体各器官功能的恢复；另一方面要分泌足够且营养高的乳汁来哺育婴儿。如果此时母亲的营养不足，对自身的健康及婴儿的体格和智力发育都会造成不利影响。因此，产妇应根据哺乳期的生理特点及乳汁分泌的需要，合理安排膳食，以保证充足的营养供给。

哺乳期女性的生理特点

正常的情况下，新生儿在出生8小时后应该开始得到母乳的喂养，即进入哺乳期。也就是说，一个产妇从孕妇变为乳母的过渡时间是很短暂的，但就在这几个小时里，母亲的生理和心理上都发生了很大的变化。

产褥期的生理变化

产妇将胎儿及其附属物娩出，到全身器官（乳房除外）恢复至妊娠前状态，一般需6~8周时间，这段恢复期在医学上称为产褥期，民间俗称坐月子，传统的"坐月子"只是产褥期的前30天。

产褥期是母体生理变化最明显的时期，比如子宫要复原，乳房要泌乳，身体的各个系统要逐渐恢复正常。另外，由于产后卧床时间较多，腹肌和盆底肌松弛，容易发生便秘；或者活动较少，食用过多高蛋白、高脂肪的食物，而导致产后肥胖。因此，产褥期需要供给充足的食物和营养。

营养小贴士 产褥期食物要充足，但不宜过量

很多产妇有在月子里大吃大喝的习惯，如每天吃十几个鸡蛋，喝大量催奶的汤、粥，而蔬菜、水果等却很少吃。这种食物单一、搭配不均衡的膳食安排是不正确的。保持产褥期食物多样、充足，有利于产后母亲的身体恢复，保证乳汁的质与量，促进持续进行母乳喂养。但如果过量食用某种食物，不仅会导致消化不良、肥胖等问题，还会影响营养素的全面摄入，影响乳汁的质量及婴儿的发育。

激素水平改变

产后母体的内分泌会发生很大变化，比如胎盘生乳素在1天之内，雌激素、孕激素在1周之内会降到妊娠之前的正常水平；而催乳素（垂体分泌）会持续升高，以促进乳汁的分泌。

基础代谢率升高

哺乳期间，母体基础代谢比未哺乳妇女高20%，对能量、优质蛋白质、脂肪、矿物质、维生素和水的需求均相应增加，以保证自身机体的恢复和哺乳的顺利完成。

乳腺分泌乳汁

分娩后，催乳素水平持续升高，促使乳汁分泌。此外，婴儿对乳头的吸吮刺激、对乳汁的吸空刺激和婴儿的存在与活动（如哭声）对母亲的刺激等，都能引起母亲的下奶反应（吸吮反射）。而且，母亲在整个哺乳期分泌的乳汁成分不是固定不变的，根据乳汁成分特点可分为四个阶段。

泌乳阶段	时间	乳汁特点
初乳	产后5天内	呈淡黄色，质地黏稠。与成熟乳相比，初乳中富含免疫球蛋白、乳铁蛋白、白细胞、溶菌酶、抗菌因子、锌、长链的多不饱和脂肪酸等，但乳糖及脂肪含量少，容易消化，是新生儿早期理想的天然食物
过渡乳	产后第6~10天	乳糖和脂肪含量逐级增多，而蛋白质含量有所下降，是初乳向成熟乳的过渡
成熟乳	产后第2周后	呈乳白色，富含蛋白质、乳糖、脂肪等多种营养素
晚乳	产后10月以后	母乳的量和乳汁的各种营养成分均有下降，故为了保证婴幼儿对各种营养素的需求，应及时添加辅食

营养小贴士 母乳喂养的好处

母乳中含有4~6个月内婴儿所需的全部营养素，且最适宜婴儿的消化与吸收，是婴儿最佳的天然食物和饮料；母乳中还含有分泌型抗体及活性因子，可抵御感染性疾病，特别是呼吸道、消化道的感染，降低婴儿的患病率和死亡率。另外，母乳喂养还具有经济、方便、新鲜、清洁、不易引起过敏、温度适宜等优点，在哺乳过程中，还有助于增进母子感情，有助于婴儿的智力发育。

影响乳汁分泌及质量的因素

产后母亲的乳汁分泌会受很多因素的影响，如母亲的健康状况、情绪、饮食、营养状况，婴儿吸吮程度和频率等。其中，产后母亲的营养是乳汁分泌的物质基础，直接关系到乳汁分泌的量和质。

乳母的营养状况对泌乳量的影响

泌乳是一个持续的过程，实际泌乳量主要根据婴儿的需要量进行调节。正常情况下，产后乳汁分泌量会逐渐增多。

产后时间	第1天	第2天	第2周	1个月	3个月后
泌乳量（ml/d）	50	100	500	650	750~1000

但如果母亲孕前营养不良、孕期和哺乳期摄入的营养素又不足时，泌乳量就会下降。当然，短期内泌乳量下降不明显，因为此时会动用母体的营养素储备来尽量维持泌乳量。但是，当时间长了，母体营养严重缺乏时，乳汁分泌量就会明显减少，甚至停止泌乳，不能满足婴儿生长发育的需要。所以，对于营养状况较差的乳母，补充营养，特别是增加能量和蛋白质的摄入量，可增加泌乳量。

乳母的营养状况对乳汁营养成分的影响

乳汁中的营养成分完全由母亲提供，因此，乳母营养状况的好坏将直接影响乳汁中营养素的含量，特别当营养素的摄入量变动较大影响更明显，比如当乳母膳食的蛋白质质量较差、摄入量又严重不足时，将会影响乳汁中蛋白质的含量和组成。这样一来，不但会导致乳汁中各种营养素不足，进而影响婴幼儿的生长发育与健康，而且还会影响乳母自身营养与健康状况，不利于持续泌乳。所以，为了保证乳汁质量，乳母要注意平衡膳食与合理营养。

营养小贴士 如何判断奶量是否充足

可根据婴儿体重增长作为奶量是否足够的指标。新生儿出生体重为2.5～4.0kg；前6个月平均每月增长0.6kg；后6个月平均每月增长0.5kg，1岁时到达或超过出生时的3倍（>9kg）。因此，婴儿体重可按下面公式计算：前6个月体重（kg）=出生体重+月龄×0.6；后6个月体重（kg）=出生体重+3.6+（月龄-6）×0.5。

哺乳期女性的营养需要

产妇不仅要保证乳汁的正常分泌并维持乳汁质量，以此来哺育婴儿，还要恢复或维持自身的健康，所以，哺乳期女性需要的能量、蛋白质、脂肪、矿物质及维生素等营养素远大于妊娠期。

哺乳期女性主要营养素需要量

营养素	哺乳期每日营养需要量	主要来源
能量	比非孕期增加500kcal。	蛋白质、脂肪、碳水化合物的供热比例分别为13%~15%、20%~30%、55%~60%。
蛋白质	比非孕期增加20g，达到每日85g。	其中1/3应为优质蛋白质，如畜禽肉、蛋类、鱼类、大豆及豆制品等。
脂肪	与非孕期相同，一般为总摄入能量的20%~30%。	植物油、油脂类坚果等。
碳水化合物	应提供55%~60%的膳食总能量。	米谷类食物
钙	1200~2000mg	奶类、大豆及豆制品等，必要时可补充钙剂。此外，还要注意补充维生素D，以促进钙的吸收与利用。
铁	25~50mg	动物肝脏、动物血、瘦肉，或补充小剂量的铁。
锌	21.5~35 mg	牡蛎、鱼类、红色肉类、动物内脏、全谷、粗杂粮、蛋等。
碘	200~1000 μg	碘盐，海带、紫菜等海产品。
维生素A	1200~3000 μg	动物肝脏、蛋黄、奶类、鱼肝油、深色蔬菜及水果。
维生素D	10~50 μg	多晒太阳、多进行户外活动，必要时可补充维生素D制剂。
B族维生素	其中维生素B_1为1.8mg，维生素B_2为1.7mg。	瘦猪肉、粗粮和豆类等富含维生素B_1食物；多吃肝、奶、蛋以及蘑菇、紫菜等富含维生素B_2的食物。
维生素C	130~1000mg	鲜枣、柑橘等新鲜蔬菜、水果。
维生素E	14mg α-生育酚当量	植物油，特别是豆油、葵花子油和豆类。
水	比非孕期多饮水1L。	白开水及各种汤、粥等。

在《中国居民膳食指南及平衡膳食宝塔》中，对哺乳期女性的膳食安排也做出了指导，特别增加了保证供给充足的能量，增加鱼、肉、蛋、奶、海产品摄入量两方面的内容，在具体实施时，又分为产褥期和哺乳期两个阶段。

产褥期膳食安排

产褥期需要供给充足的食物和营养，在膳食供应上需遵循以下原则：

◎正常分娩后，产妇的膳食要松软、可口，容易消化吸收，最好少量多餐，多进食半流质食物，如米粥、肉末粥、碎菜粥、面片汤、蒸蛋羹等。

◎分娩时若会阴撕伤Ⅲ度缝合，应进食无渣膳食1周左右，如用精细米面制作粥、烂饭、面包、软面条等，以及土豆丝、瘦肉泥、豆腐、胡萝卜、菜汁等，以减少排便，避免因排便再次撕裂会阴。

◎做剖宫手术的产妇术后24小时给予术后流食1天，如进食米汤、藕粉糊、蒸蛋羹、蛋花汤、鲜果汁、肉汤、鸡汤等，但忌用牛奶、豆浆、大量蔗糖等胀气食品，以后再转为普通膳食。

◎多食用富含蛋白质和铁的食物，如瘦肉、鱼类、鸡蛋等，以补充分娩过程中损失的血液。但要注意，鸡蛋虽含有很高的蛋白质，但每日进食鸡蛋的量不要多于6个，以免增加肾脏负担。

◎每天吃500g以上深色蔬菜和水果，如绿叶蔬菜、胡萝卜、南瓜、番茄等，以保证维生素、矿物质和膳食纤维等营养素的摄入，增加食欲，防止便秘，促进泌乳。

产褥期一日食谱举例		
餐次	食物名称	用量
早餐	小米粥	小米150g
加餐	红糖水	红糖20g
午餐	菜心肉片汤	菜心150g，瘦猪肉20g。
加餐	蒸鸡蛋羹	鸡蛋2个
晚餐	鸭蛋猪骨粥	大米30g，猪骨50g，鸭蛋1个。
加餐	鲫鱼豆腐汤	鲫鱼50g，豆腐100g。
全天烹调用油20g。		

哺乳期的膳食安排

产褥期之后，就正式进入了哺乳期，这时候母亲的膳食安排要注意以下几点：

◎食物种类齐全，粗细粮搭配，不要偏食，数量要相应的增加，一日以4～5餐为宜，以保证能够摄入足够的营养素。

◎保证供给充足的优质蛋白质，如鱼类、禽、肉、蛋等。

◎多食用含钙丰富的食物，如奶类及奶制品、小鱼、小虾米（皮）、深绿色蔬菜、豆类等。

◎多食含铁丰富的食物，如动物肝脏、肉类、鱼类等，以预防贫血。油菜、菠菜等蔬菜虽含铁量高，但吸收利用率较低。

◎重视新鲜蔬菜和水果的摄入，每天要保证供应500g以上。

◎注意烹调方法，既要容易消化吸收，又要能最大限度地保留食物中的营养，比如烹调蔬菜时，要尽量减少维生素C等水溶性维生素的损失；而畜、禽、鱼类等动物性食物则以煮或煨为最好，可以多喝汤水。

◎每日合理膳食构成：粮谷类500g，大豆及豆制品50～100g，畜禽鱼肉150～200g，蛋类100～150g，牛奶200～500mL，绿叶蔬菜500g，水果100～200g，食糖20g，烹调油20～30g。

哺乳期一日食谱举例		
餐次	**食物名称**	**用量**
早餐	豆浆	250mL
	红糖煮蛋	鸡蛋50g，红糖20g。
	全麦面包	100g
	豆芽拌粉丝	黄豆芽50g，粉丝25g。
加餐	百合小米粥	小米50g，百合15g。
	蛋糕	50g
午餐	米饭	150g
	鲫鱼豆腐汤	鲫鱼50g，豆腐50g。
	炒土豆丝	土豆200g
加餐	牛奶	250mL
	饼干	50g
晚餐	馒头	150g
	黑木耳炒青茶	黑木耳10g，青茶200g。
	花生煲猪脚汤	猪蹄25g，花生15g，粉丝50g。
加餐	苹果	1个
全天烹调用油25g。		

病患这样补营养

感冒

感冒，俗称"伤风"，是生活中最常见的疾病之一。通常在季节交替时，尤其是冬春交替时最容易发病。感冒发热时人体代谢加快，能力和营养素消耗增加，身体也需要营养素对抗感冒，但感冒患者往往胃口不好，没有食欲，这时就需要在饮食上多加注意。

感冒的症状及诱因

感冒有风寒感冒和风热感冒之分：

◎风寒感冒：多发生于秋冬春季，由于人体感受寒凉之气所致，也就是我们平常说的着凉了。主要的症状表现为：低热，怕冷，无汗，口不干，嗓子不疼不红肿，鼻塞流清涕或稍微带点黄，咳稀白痰等。

◎风热感冒：在春夏秋季比较常见，是由于人体受到风热之邪的侵袭所致。主要的症状表现为：发高热却不怕冷，身体微微有点汗，口干口渴，嗓子肿痛，咳黄痰或黄白浓稠痰，鼻涕黄浓等。

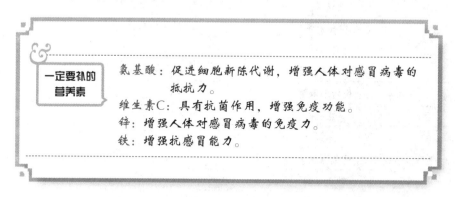

一定要补的营养素

氨基酸：促进细胞新陈代谢，增强人体对感冒病毒的抵抗力。

维生素C：具有抗菌作用，增强免疫功能。

锌：增强人体对感冒病毒的免疫力。

铁：增强抗感冒能力。

感冒患者的营养与饮食原则

感冒时人往往胃口不好，有的人就不吃饭了，这样做是不合适的，因为发热时人体代谢加快，能量和营养素消耗增加，身体也需要营养素对抗感冒。

◎补充充足的水分。风热感冒多喝白开水，每天最好喝8杯以上；风寒性感冒可以多喝点姜糖水，另外，还要多吃清淡、稀软的粥汤，或者用新鲜的蔬菜和水果榨成蔬果汁等。

◎用餐少量多次。每天可吃4~5餐，每餐七八分饱即可，以保证营养素的吸收、利用。

◎饮食清淡，少盐少糖少油腻。忌吃滋补、辛辣、油腻、甜黏、酸涩等食物，如羊肉、鱼虾、人参、龙眼、糯米、油炸食物、肥肉等，这些食物都不利于消化或风寒、风热的发散。

◎多吃五谷杂粮、瘦肉、新鲜蔬菜、水果等。这些食物富含蛋白质、维生素和矿物质，对增强免疫功能和抗病能力有帮助。

◎食物颜色丰富，并设法增加食物的香味，以刺激食欲。

◎戒烟酒及咖啡、浓茶等刺激性饮品，这些饮品刺激呼吸道黏膜，使呼吸道分泌物增多，加重病情。

感冒患者的最佳食材

◎五谷杂粮：玉米、黑豆、绿豆、黑米、扁豆、花生等。

◎富含蛋白质的食物：豆制品、瘦肉、鸡肉等。

◎维生素C含量高的蔬果：菠菜、西蓝花、番茄、青椒、猕猴桃、西瓜、苹果、柑橘等。

◎感冒后期增加开胃健脾，调补正气的食物：红枣、银耳、芝麻、黑木耳等。

简单易做营养方

葱白生姜粥

原料：大米25g，生姜5g，葱白10g。

做法：生姜、葱白切末备用；大米淘洗干净后煮粥，将熟时放入生姜和葱白，继续煮至粥熟即可。

功效：生姜、葱白辛温发散，能祛风寒；大米煮粥营养丰富，利于消化。此粥能缓解由风寒引起的发热、头痛、咳嗽、无力等症状。

牛蒡粥

原料：牛蒡20g，猪瘦肉30g，大米100g，盐适量。

做法：牛蒡去皮、洗净；猪瘦肉洗净，切丝；大米洗净后加水煮粥，五成熟时放入牛蒡、猪瘦肉，继续煮至粥熟，加盐调味即可。

功效：牛蒡可疏风散热、宣肺解毒；猪瘦肉、大米则富含蛋白质、多种维生素和锌、铁等矿物质。喝此粥可缓解风热感冒引起的发热、咽喉肿痛等症。

西瓜番茄汁

原料：新鲜西瓜瓤150g，番茄50g。

做法：西瓜瓤去子，用纱布绞汁；番茄用开水烫过、去皮，用纱布绞汁，再将两汁合并即可饮用。

功效：此汁富含维生素C，能清热生津，增强免疫功能，适宜夏季风热感冒饮用。

姜糖水

原料：生姜25g，红糖10g。

做法：生姜切丝，放入锅中，加水适量，煎煮5分钟，放入红糖，继续煎煮2分钟即可，趁热饮用。

功效：生姜发散风寒；红糖富含维生素和矿物质，趁热喝一碗，能缓解风寒感冒所致的恶寒发热、头痛鼻塞等症状。

便 秘

便秘是临床常见的复杂症状，主要是指排便次数减少、粪便量减少、粪便干结、排便费力等，如超过6个月即为慢性便秘。

便秘的症状及诱因

便秘可分为急性与慢性两类。

◎**急性便秘**：指在原有规律的排便习惯下，无特别的原因，于短期内发生的便秘，多由急性疾病引起，如直肠和结肠的癌肿、急性肠道阻塞等，常伴有剧烈腹痛、呕吐或便血等症状。

◎**慢性便秘**：指排便次数减少，一周内排便次数少于2～3次，且无规律，排便费力、排出困难或有排便不尽感，病程至少6个月的便秘。排便时可有左腹痉挛性痛与下坠感，还常伴有口苦、食欲减退、腹胀、大便带血、排气多或有头晕、头痛、疲乏等症状。

引起慢性便秘的原因主要有：食物过于精细，膳食纤维摄入不足；饮酒、喜食辛辣食物、饮水过少、偏食等不良的饮食行为；久坐不动、缺乏运动、生活起居无规律等不健康的生活方式；不能定时排便，久忍大便，在排便时听广播、读书、看报或思考问题等不良的排便习惯都会诱发或加重便秘。

便秘患者的营养与饮食原则

◎**多喝水**。水可以软化粪便，利于排泄。清晨喝一杯温开水或一杯蜂蜜水，是便秘患者应该养成的习惯。

◎**饮食清淡**。禁止饮酒，远离浓茶、咖啡，以及辛辣刺激性食物，以免大便干结。

◎**摄入足够的粗粮、新鲜蔬菜、水果**。这些食物富含膳食纤维，有助于维持肠道中细菌环境的平衡。食用后可增加食物残渣，刺激胃肠蠕动，有利于清肠和排便。

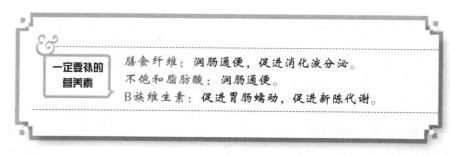

一定要补的营养素

膳食纤维：润肠通便，促进消化液分泌。
不饱和脂肪酸：润肠通便。
B族维生素：促进胃肠蠕动，促进新陈代谢。

◎润肠食物不可缺。核桃仁、松子仁、芝麻等干果含油脂较多，有润肠通便的作用。

◎适当增加能使肠道充盈的食物，如琼脂、果冻等。

🍴 便秘患者的最佳食材

◎**各种粗粮**：玉米面、糙米、燕麦、大麦、高粱等。

◎**豆薯类**：豆类及其制品、红薯、土豆、芋头等。

◎**纤维含量高的蔬菜、水果**：芹菜、韭菜、白菜、油菜、菠菜、笋类、苹果、香蕉等。

◎**油脂含量高的食物**：植物油、核桃仁、松子仁、芝麻等。

🍴 简单易做营养方

鲜土豆汁

原料：新鲜土豆300g。

做法：将土豆去皮切碎，用干净的纱布包好挤汁，饭前服用1~2汤匙，每日2~3次。

功效：土豆中含有丰富的膳食纤维和B族维生素，可促进肠胃蠕动，适用于习惯性便秘。

注意：要选用新鲜土豆，变绿、发芽、变质的土豆不宜食用，以免引起中毒。

菠菜芝麻粥

原料：菠菜200g，芝麻50g，大米100g，盐、鸡精各适量。

做法：菠菜摘洗干净，焯水，切段；芝麻洗净，碾碎；大米淘洗干净，放入锅中加水煮粥，煮至米开花时放入菠菜段，再煮沸后放入芝麻碎、盐、鸡精，空腹时服用。

功效：此方富含不饱和脂肪酸、膳食纤维和B族维生素，可润燥通便，养血止血，适用于老年性便秘、痔疮等病人。

五仁大米粥

原料：芝麻、松子仁、柏子仁、胡桃仁、甜杏仁各10g，大米100g，白糖少许。

做法：将前5种食材分别洗净、碾碎后，与淘洗干净的大米一起放入锅中加水煮成粥，服用时可加少许白糖调味，每日早晚服用。

功效：此方富含不饱和脂肪酸和B族维生素，能补气养血，适用于中老年人气血两虚引起的习惯性便秘。

红薯小米粥

原料：红薯300g，小米100g，白糖适量。

做法：红薯去皮，切小块，与淘洗干净的小米一起煮成粥，熟后加适量白糖调味即可。

功效：此粥富含膳食纤维和B族维生素，能有效刺激肠胃蠕动，每日早晚服用，对老年人及产后妇女肠燥便秘伴疲乏无力者效果好。

🍲 腹泻

腹泻是一种常见的消化系统症状，俗称"拉肚子"，一年四季均可发生，但以夏秋两季较为多见。腹泻时，人体对营养的吸收发生严重障碍，能量供给不足，维生素缺乏，身体的抵抗力降低，所以，腹泻患者在调养时，需特别注意饮食的调整和营养的补充。

🍴 腹泻的症状及诱因

腹泻的主要症状是排便次数增多，粪质稀薄，含水量增加，每日排便量超过200g，或含未消化食物或脓血、粘液等症状。通常，腹泻可分急性和慢性两类：

◎急性腹泻：发病急剧，病程在2～3周之内，多是由于肠道感染、伤食或食物中毒所致。

◎慢性腹泻：指病程在2个月以上，或间歇期在2～4周内的复发性腹泻。病因较为复杂，病程迁延。根据病因不同，临床症状多样化，治疗原则各异。

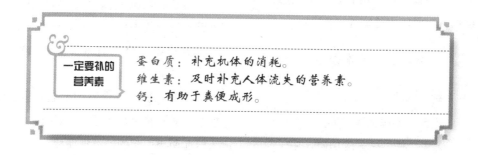

一定要补的营养素

蛋白质：补充机体的消耗。
维生素：及时补充人体流失的营养素。
钙：有助于粪便成形。

🍴 腹泻患者的营养与饮食原则

◎补充充足的水分。要比平常多喝3~4杯水，以补充腹泻损失的水分，防止身体脱水。

◎急性腹泻排便频繁、呕吐严重者，应暂时禁食，由静脉输液补充水分和电解质；呕吐停止后，可使用清淡止泻的流质饮食；随着排便次数的减少，饮食可逐渐采用少渣、低脂半流质饮食或软食。

◎慢性腹泻应食用易消化、质软少渣、无刺激性的食物，纤维多、粗糙、辛辣、生冷、胀气等食物都不宜吃，禁止吸烟和饮酒；尽量保持正常饮食次数，或少量多餐，以减少肠胃负担；食物温度要适中。

◎多吃高蛋白、高热量，且富含维生素和矿物质的食物，增加营养，增强抗病能力；并且采用循序渐进的方式逐步提高营养素的摄入量，如：少渣流食→少渣半流食→少渣软食→软食。

◎控制脂肪的摄入量。忌吃油炸食品、肥肉等高脂肪食物；限制植物油的使用，烹调时采用蒸、煮、氽、焖等方法以减少用油量。

◎注意饮食卫生。吃清洁卫生、不变质的食物，饭前、便后要要洗手，肉、蛋要煮熟等。

🍴 腹泻患者的最佳食材

◎精米、细面。

◎高蛋白、低脂肪的食物：瘦肉、鸡肉、鱼虾等海产品、豆制品等。

◎富含维生素A或胡萝卜素的食物：动物肝脏、禽蛋、胡萝卜等。

◎富含钾离子的食物：香蕉、马铃薯、鱼、肉类等。

🍴 简单易做营养方

山药大米粥

原料：鲜怀山药50g，大米100g。

做法：将山药去皮、洗净，切片，与大米一起煮成粥即可。每日空腹服用1～2次。

功效：此粥富含蛋白质和维生素，易于脾胃消化吸收，且有收敛作用，可补脾益气、涩肠止泻，最适宜虚寒久泻的患者服用。

胡萝卜山楂煎

原料：鲜胡萝卜2个，炒山楂15g，红糖适量。

做法：胡萝卜洗净，切片，与炒山楂、红糖一起用水煎15分钟，每天服数次，连服2~3天。

功效：此方富含维生素A，且有消食导滞的作用，对伤食引起的腹泻有效。

白扁豆粥

原料：白扁豆60g，大米50g。

做法：白扁豆洗净，浸泡至软，与大米一起煮成粥即可。

功效：此粥富含蛋白质、维生素和矿物质，最适宜慢性腹泻、脾胃虚弱者食用。

苹果汁饮

原料：苹果2个。

做法：将苹果去皮、核，用榨汁机绞汁，再将苹果汁放入沸水中烫温即可。每日2次。

功效：苹果富含维生素、矿物质，且有止泻的作用，适宜腹泻者饮用。

脂肪肝

脂肪肝就是脂肪性肝病的简称，顾名思义，是肝细胞内脂肪堆积过多的病变。一般而言，脂肪肝属可逆性疾病，早期诊断后，除用常规的药物治疗外，加强体育运动，纠正不良的饮食习惯，保证合理的营养对调治脂肪肝也有很大帮助。

脂肪肝的症状及诱因

脂肪肝的形成是经过漫长的隐匿过程，开始几乎没有任何不适的感觉，通常只有在体检时才会发现。中度或重度脂肪肝患者有食欲下降、恶心、呕吐、体重减轻、疲乏感、食后腹胀，右上腹或上腹部疼痛，食后及运动时明显等症状。引起脂肪肝的原因很多，与饮食有关的原因占的比例最多，如摄入过多脂肪或糖、营养不良、过度节食或禁食、血脂高、饮酒过度等。

脂肪肝患者的营养与饮食原则

◎控制全天食物摄入的总能量，保持健康体重，肥胖者需采用安全健康的方法减轻体重。

◎菜肴要清淡，限制脂肪、糖、胆固醇的摄入量，忌食高脂、高糖、高胆固醇食物，不吃零食，睡前不加餐，以免加重肝脏负担。

◎戒酒。饮酒过多会导致酒精性脂肪肝，故长期大量饮酒者必须戒酒。

◎适量食用高蛋白食物。如鸡蛋、鱼虾、瘦肉、脱脂牛奶、豆制品等，以修复并促进肝细胞再生。

◎摄入足够的粗杂粮、新鲜蔬菜和水果。这些食物富含膳食纤维、维生素和矿物质，有助于脂肪的排出和肝脏功能的恢复。

◎保持均衡的膳食结构：每天摄入谷薯类250~300g，鱼肉蛋奶等副食类不超过150g，新鲜蔬菜500g，水果200g，烹调油20g，食盐不超过5g。

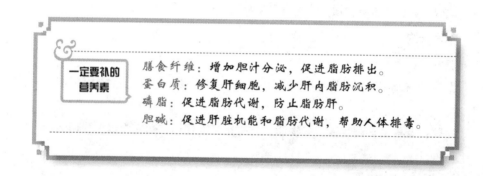

一定要补的营养素

膳食纤维：增加胆汁分泌，促进脂肪排出。
蛋白质：修复肝细胞，减少肝内脂肪沉积。
磷脂：促进脂肪代谢，防止脂肪肝。
胆碱：促进肝脏机能和脂肪代谢，帮助人体排毒。

脂肪肝患者的最佳食材

◎各种粗杂粮：燕麦、糙米、玉米、绿豆、红豆等。

◎富含蛋白质及抗脂肪因子的食物：鱼、虾、瘦肉、大豆等。

◎纤维含量高的蔬菜、水果：芹菜、韭菜、白菜、油菜、菠菜、笋类、苹果、香蕉等。

◎富含不饱和脂肪酸的植物油：橄榄油、茶油、玉米油等。

简单易做营养方

绿豆二米粥

原料：绿豆、小米、大米各30g。

做法：绿豆洗净后，浸泡3~5小时，再与洗净的小米、大米共同煮成粥即可。

功效：绿豆可解酒毒，减少胆固醇的吸收；大米、小米都富含B族维生素，可修复肝功能，三者一起煮粥喝，可以起到降脂、降胆固醇、预防脂肪肝的作用，最适宜脂肪肝患者在夏季食用。

玉米奶茶

原料：鲜玉米粒100g，脱脂牛奶250mL。

做法：将鲜玉米粒捣碎呈泥糊状，放入锅中加水煮30分钟，再加入脱脂牛奶，继续煮沸后即可。

功效：玉米富含膳食纤维，可维持体内脂肪和胆固醇正常代谢；脱脂牛奶高蛋白、无脂肪，与玉米搭配煮茶喝，对减少脂肪有利。

香菜豆汁饮

原料：黄豆汁150mL，香菜25g，柠檬汁15mL，蜂蜜20g。

做法：将黄豆汁倒入锅中，大火煮沸；香菜摘洗干净，入沸水锅中焯一下，取出后切碎，用纱布包起来，绞取汁液，然后将黄豆汁和香菜汁调入蜂蜜、柠檬汁，拌匀即成。每日早晚分饮。

功效：黄豆中的大豆磷脂有助于脂蛋白的合成，加之其他原料中富含的维生素和矿物质，可起到祛脂护肝、解酒养血的作用，适宜酒精性脂肪肝患者食用。

燕麦片粥

原料：燕麦片100g，瘦猪肉50g，鸡蛋1个，盐、白糖、酱油各适量。

做法：猪瘦肉洗净，剁成泥，加盐、白糖、酱油、食用油，拌匀，腌制5分钟；鸡蛋打散；燕麦片放入锅中，加水煮沸，将熟时放入肉泥、鸡蛋液，继续煮熟即可。

功效：每日食用1~2次，对改善和预防脂肪肝有益。

慢性胃炎是由多种病因引起的胃黏膜的慢性炎症性疾病，是一种常见病，其发病率在各种胃病中居首位，而且随年龄增加发病率也增高。俗话说"胃病三分治，七分养。"所以，预防和治疗慢性胃炎的有效方法就是合理营养与饮食。

慢性胃炎的症状及诱因

慢性胃炎按病理变化分为两类。

◎**慢性浅表性胃炎**：表现为餐后上腹部不适或腹胀，有时消化不良，伴轻度恶心、反酸、嗳气，严重者会有无规律的上腹部隐痛；病程缓慢，大部分经过合理的治疗是可以治愈的，如仍有部分反复不愈，就会演变为慢性萎缩性胃炎。

◎**萎缩性胃炎**：可表现为厌食、上腹部胀满、食欲减退，慢性进行性消瘦、贫血、舌萎缩等。

引起慢性胃炎的常见病因主要有幽门螺杆菌感染、胆汁反流、药物损伤胃黏膜，以及不健康的饮食方式，如长期吸烟，饮烈性酒、浓茶、浓咖啡，习惯快食、食物没有细嚼慢咽，习惯吃过热或过凉食物等。另外，蛋白质和B族维生素等营养素的缺乏，也会使消化道黏膜变性，引发胃炎。

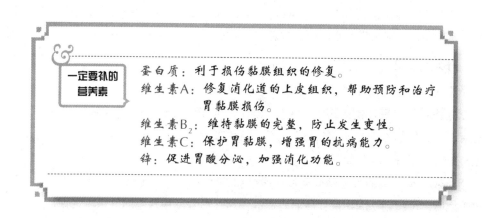

一定要补的营养素

蛋白质：利于损伤黏膜组织的修复。

维生素A：修复消化道的上皮组织，帮助预防和治疗胃黏膜损伤。

维生素B$_2$：维持黏膜的完整，防止发生变性。

维生素C：保护胃黏膜，增强胃的抗病能力。

锌：促进胃酸分泌，加强消化功能。

慢性胃炎患者的营养与饮食原则

◎生活起居应有规律，饮食宜清淡，避免过咸；要做到少量多餐，定时定量，不暴饮暴食，可用干稀搭配的加餐办法，解决摄入能量的不足，如1杯牛奶+2片饼干等；细嚼慢咽，尽量减少胃的负担。

◎宜选用质地柔软、易消化的食物。如蔬菜、水果应选择含粗纤维少的；食物要做得细、碎、软、烂；多采用蒸、煮、炖、焖、烩、煨、氽等烹调方法，忌用煎、炸、烤、熏等方法；忌食过冷、过热、过酸、过甜、过咸、过黏的食物或刺激性调味品，以及烟、酒、浓茶、咖啡等，以减轻对胃肠黏膜的刺激。

◎增加营养，多吃富含优质蛋白和维生素的新鲜食物，伴有贫血的患者可适当多吃富含铁的食物，如瘦肉、动物内脏、蛋类等，可防止贫血和营养不良。

◎注意食物的酸碱平衡。当胃酸分泌过多时，可吃些馒头、饼干等以中和胃酸；当胃酸分泌减少时，可吃一些浓肉汤、鸡汤、山楂、橘子等，以刺激胃液的分泌，帮助消化；若伴有呕吐和腹泻，则应补充充足的水分，防止身体脱水；伴发肠炎时，忌食易引起胀气和含粗纤维较多的食物，如蔗糖、豆类及生硬的蔬果等。

🍴 慢性胃炎患者的最佳食材

◎谷物：大米、小米、面粉。

◎富含蛋白质的食物：鱼、瘦肉、蛋、奶、大豆及豆制品等。

◎富含维生素A的食物：动物肝脏、蛋黄、奶类、鱼肝油、西蓝花、胡萝卜、菠菜、油菜、芒果、柑橘、枇杷等。

◎富含维生素C的食物：西蓝花、青椒、菠菜等绿色蔬菜，猕猴桃、柑橘、山楂等酸味水果。

◎锌含量高的食物：牡蛎、瘦肉、蛋黄、动物肝脏、花生、核桃、大豆等。

🍴 简单易做营养方

牛奶二米粥

原料：鲜牛奶150mL，大米、小米各50g。

做法：大米、小米淘洗干净，放入锅中加水煮粥，将熟时倒入牛奶，搅匀后继续煮至粥熟即可。

功效：此粥营养丰富，富含全蛋白、多种维生素和矿物质，且易于消化吸收，适宜胃炎患者调养食用。

红枣胡萝卜饮

原料：红枣10枚，胡萝卜1根。

做法：胡萝卜洗净，切小块；红枣洗净，去核，与胡萝卜一起放入锅中，加水煎煮15分钟即可。

功效：红枣富含维生素C，胡萝卜中维生素A和胡萝卜素含量高，二者搭配煮汤喝，有助于修复受损的胃黏膜，起到养胃作用。

消化性溃疡

消化性溃疡主要是指发生在胃和十二指肠球部的慢性溃疡病变，可分为胃溃疡和十二指肠球部溃疡。溃疡的形成有各种因素，其中酸性胃液对黏膜的消化作用是溃疡形成的基本因素，因此而得名。溃疡病是一种慢性病，其发生、发展和症状的轻重与饮食有着密切的关系。因此，溃疡病的治疗不能单靠药物，还要注意饮食治疗，以促进溃疡愈合和防止溃疡的复发。

消化性溃疡的症状及诱因

溃疡病的主要症状是上腹部疼痛，同时伴有一系列消化不良的症状。

◎上腹部慢性反复发作性疼痛：胃溃疡疼痛一般在餐后0.5～1小时发作，下次进餐前缓解，患者常因惧怕疼痛而不敢进食；十二指肠球部溃疡疼痛则常在餐后2～4小时或午夜发作，即一饿就疼，且有节律性，进食饼干、馒头类食物可缓解疼痛。

◎疼痛常因精神刺激、过度疲劳、气候变化等因素诱发或加重。

◎其他胃肠道症状：如嗳气、反酸、上腹部胀、唾液分泌增多、恶心、呕吐等。

◎并发症：出血、穿孔、梗阻。

胃酸分泌过多、幽门螺杆菌感染和胃黏膜保护作用减弱等因素是引发消化性溃疡的主要因素；吸烟、长期大量饮酒、暴饮暴食等也是重要的致病因素。另外，胃排空延缓和胆汁反流、胃肠肽的作用、遗传因素、药物因素、环境因素和精神因素等，都和消化性溃疡的发生有关。

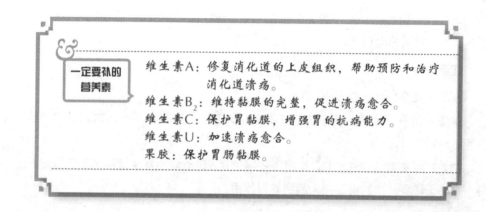

一定要补的营养素

维生素A：修复消化道的上皮组织，帮助预防和治疗消化道溃疡。

维生素B$_2$：维持黏膜的完整，促进溃疡愈合。

维生素C：保护胃黏膜，增强胃的抗病能力。

维生素U：加速溃疡愈合。

果胶：保护胃肠黏膜。

消化性溃疡患者的营养与饮食原则

◎**溃疡发作期**：出血时应禁食，血止后可采用温度适宜的流质饮食，少量多餐，每日5～7餐，每餐以200mL为宜；食物要清淡，且易于消化吸收，忌食生冷、辛辣、过甜、过咸、易胀气、含纤维及一切对胃黏膜有刺激的食物，以缓解疼痛，防止出血；患者疼痛减轻时，可采用少渣半流饮食，饮食种类多一些，注意色香味的调配，以促进患者的食欲。

◎**病情稳定后**：可采用少渣软食，并逐渐过渡到软食和普通饮食；饮食要有规律，定时定量，少食多餐，细嚼慢咽，以利于消化；食物必须易消化，能提供适宜的热量、蛋白质及维生素，以帮助修复受损伤的组织，并促进溃疡面的愈合；饮食宜清淡，烹调时可选用蒸、煮、烩、焖等方法，避免熏、炸、腌、拌的食物，以免增加胃肠负担，不利于黏膜的修复。

◎忌食一切会刺激胃酸分泌的食物，如酒、咖啡、浓茶及肥肉、动物油等高脂食物。

消化性溃疡患者的最佳食材

◎**谷类**：大米、面粉、小米。

◎**优质蛋白质含量高的食物**：瘦肉、禽肉、鱼类、鸡蛋、奶类等。

◎**维生素A含量高的食物**：动物肝脏、蛋黄、牛奶、西蓝花、胡萝卜、菠菜、芒果、柑橘、枇杷等。

◎**维生素C含量高的食物**：西蓝花、圆白菜、菠菜、柑橘、山楂、猕猴桃等。

◎**维生素U含量高的食物**：圆白菜、白菜、甘蓝、莴苣、苜蓿等绿叶蔬菜。

◎**维生素B_2含量高的食物**：动物内脏、蛋类、奶类、瘦肉、全谷、新鲜绿叶蔬菜等。

简单易做营养方

蒸蛋羹

原料：鸡蛋1个，温水50mL，盐、香油各适量。

做法：鸡蛋打散，加入温水，加盐，搅匀后盖上一个盘子，放入蒸锅内蒸10分钟，拿出后淋上香油即可。

功效：鸡蛋中蛋白质、维生素的含量都很高，用蒸的方法更容易消化吸收，适宜溃疡病患者调养食用。

圆白菜瘦肉粥

原料：圆白菜、猪瘦肉、大米各100g，盐适量。

做法：圆白菜洗净，切碎；猪瘦肉洗净，剁成末；大米淘洗干净后，放入锅中加水煮粥，八成熟时放入圆白菜、猪肉末，继续煮至粥熟，最后加盐调味即可。

功效：此粥中含有多种人体必需的氨基酸、胡萝卜素、维生素C及维生素U，能加速创面愈合，修复胃黏膜，促进胃、十二指肠溃疡的愈合，同时，还能起到增进食欲，促进消化吸收的功效。

慢性支气管炎是气管、支气管黏膜及周围组织的慢性非特异性炎症。每年发病持续3个月以上，并连续2年以上，且能排除慢性咳嗽的其他病因，如肺结核、尘肺、支气管哮喘等。此病病程较长，患者体质较差，合理的营养与饮食对恢复病情很有帮助。

慢性支气管炎的症状及诱因

慢性支气管炎起病缓慢，病程长，反复急性发作使病情加重。主要临床症状为：

◎咳嗽：以晨间咳嗽为主，睡眠时有阵咳或排痰。

◎咳痰：为白色黏液和浆液泡沫性，偶可带血，一般清晨排痰较多，起床后或体位变动可刺激排痰。

◎喘息或气急：喘息明显者常称为喘息性支气管炎，部分可能合伴支气管哮喘；伴肺气肿时表现为劳动或活动后气急。

◎急性发作期：可在背部或双肺底听到干、湿啰音，咳嗽后可减少或消失。

长期大量吸烟是引发慢性支气管炎的重要原因，另外，环境因素、反复呼吸道感染也会引发此病。

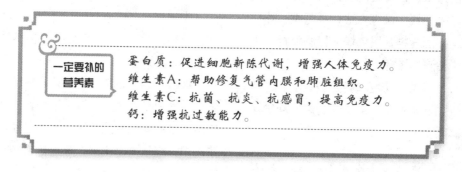

一定要补的营养素

蛋白质：促进细胞新陈代谢，增强人体免疫力。
维生素A：帮助修复气管内膜和肺脏组织。
维生素C：抗菌、抗炎、抗感冒，提高免疫力。
钙：增强抗过敏能力。

慢性支气管炎患者的营养与饮食原则

◎饮食宜清淡少盐，避免过咸、过于油腻及蔗糖、含糖饮料、甜食等高糖食物；食物的冷热度要适中。

◎多吃新鲜的蔬菜、水果，可帮助身体补充维生素和矿物质，同时也有助清痰、降火、通便。

◎多喝水。可稀释痰液，使痰容易咳出；增加排尿量，促进有害物质的排泄。

◎戒烟酒，避免吃辛辣刺激性食物，如辣椒、胡椒、葱蒜、韭菜等，这些食物都会使呼吸道受到刺激，使病情加重。

◎烹调方法多用蒸、炖、汆、拌，少吃煎、炸、熏、腌制的食物。

慢性支气管炎患者的最佳食材

◎含蛋白质丰富的食物：大豆及豆制品、牛奶、瘦肉等。

◎有止咳化痰平喘作用的食物：莲藕、梨、苹果、柑橘、莲子、百合、银耳、杏仁等。

◎维生素A含量高的食物：动物肝脏、蛋黄、牛奶、西蓝花、胡萝卜、菠菜、芒果、柑橘、枇杷等。

◎维生素C含量高的食物：西蓝花、圆白菜、菠菜、柑橘、山楂、猕猴桃等。

简单易做营养方

山楂银耳粥

原料：山楂、银耳各10g，大米100g，冰糖15g。

做法：山楂洗净，去籽，切片；银耳发透，去蒂根，撕成小朵；大米淘洗干净，与山楂、银耳、冰糖一起放入锅中，加水煮成粥即可。

功效：此粥营养丰富，具有滋阴止嗽、润肺化痰的作用，适宜中老年慢性支气管炎患者调养食用。

北杏猪肺汤

原料：猪肺250g，北杏仁10g，姜汁、盐各适量。

做法：猪肺切块，洗干净，与北杏仁一起放入锅中，加水煲汤，汤将好时冲入姜汁1~2汤匙，用盐调味即可。喝汤，食猪肺，每日2次。

功效：此方可补肺虚，润肺止咳，适用于慢性支气管炎患者。

百合丝瓜粥

原料：新鲜百合20克，丝瓜1根，糯米100克，冰糖适量。

做法：百合洗净，掰成小瓣；丝瓜去皮，洗净，切小块；糯米洗净后先浸泡2小时，然后与丝瓜一起煮粥，粥将熟时放入百合和冰糖，再煮3~4分钟即可。

功效：滋阴润肺、益气化痰止咳，特别适宜支气管炎患者食用。

梨藕汁

原料：梨1个，新鲜莲藕100g，蜂蜜适量。

做法：梨去皮、去核，切小块；莲藕去皮，切小块，与梨块一起放入榨汁机，加入适量白开水，榨汁后过滤一下即可饮用。

功效：此方可清肺、润肺、止咳，常喝可有效缓解慢性支气管炎症状。

更年期综合征*

更年期综合征是一种正常的生理现象，多发生于45～55岁。更年期女性由于内分泌功能紊乱，自主神经功能失调，会引起的一系列的症状，即更年期综合征。此病给患者身心都造成很大的痛苦，除了药物治疗、调整心态、多参加活动外，饮食的调理对改善更年期身体的不适症状，延缓衰老有很好的效果。

更年期综合征的症状及诱因

更年期综合征的症状因人而异，但最典型的症状主要有三类：

◎月经改变：这是更年期出现最早的临床症状，如月经周期延长或不规则，经量减少或增多，甚至大出血或出血淋漓不断，绝经等。

◎血管舒缩症状：如阵发性潮热、出汗，持续数秒至数分钟不等，发作频率每天数次至30～50次，夜间或应激状态易促发。还有人会出现胸闷、心悸、气短、头眩、血压波动等症状。

◎精神状态变化：如情绪波动、烦躁、易激动或抑郁、多虑、多疑、失眠、记忆力减退、思想不集中等。

更年期综合征出现的根本原因是卵巢功能衰竭引起雌激素分泌减少所致，给患者身心都造成很大的痛苦，而且更年期过后，女性将进入老年期，如果不尽早调养身体，很可能会在进入老年期后罹患各种系统疾病，如冠心病、高血压、骨质疏松、老年痴呆等，因此，更年期的女性更要注重调养。虽然饮食营养不是致病的诱因，但一些营养素的缺乏却会加重更年期症状，所以，合理安排膳食营养是防治更年期疾病的物质基础。

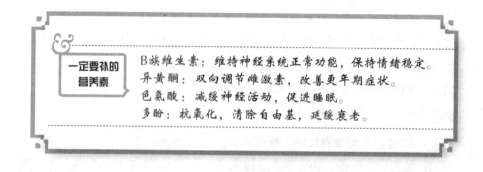

一定要补的营养素

B族维生素：维持神经系统正常功能，保持情绪稳定。
异黄酮：双向调节雌激素，改善更年期症状。
色氨酸：减缓神经活动，促进睡眠。
多酚：抗氧化，清除自由基，延缓衰老。

---

*现称为绝经期综合征

更年期综合征患者的营养与饮食原则

◎坚持平衡膳食的原则，饮食多样化，利用食物营养素互补的作用，达到全面营养的目的。

◎注意控制食量，以清淡为主，食盐每天不超过5g；不吃或少吃蔗糖、甜食和含糖饮料；少吃肥甘厚腻、辛辣、油炸、热性的食物，否则会加重内热，容易上火，不利于更年期的保健。

◎减少脂肪摄入量，防治肥胖。不吃肥肉和荤油；烹调油不超过25g，选择用油少的烹调方式，如蒸、煮、炖、焯、凉拌等；可适量多吃鱼虾贝类，尤其是富含ω-3脂肪酸的海鱼类，如海鲈鱼、带鱼、黄花鱼等，有抗精神抑郁症、减轻胰岛素抵抗的作用。

◎增加膳食纤维摄入量。每天蔬菜不少于500g，水果不少于200g，粗杂粮不少于100g。

◎适当增加富含B族维生素的食物，必要时服用维生素类制剂。

◎适当增加大豆及豆制品摄入量，以补充优质蛋白质和大豆异黄酮，缓解更年期症状。

更年期综合征患者的最佳食材

◎粗杂粮：燕麦、玉米、小麦等。

◎豆类：大豆及豆制品。

◎色氨酸含量高的食物：花豆、南瓜子、奶制品、大豆及豆制品、黑米、海米、芝麻等。

◎B族维生素含量高的食物：全麦、黑米、动物肝脏、香菇、鸡蛋、瘦肉、牛奶、坚果、新鲜蔬菜和水果等。

简单易做营养方

甘麦红枣汤

原料：小麦50g，甘草15g，红枣10枚。

做法：将三者分别洗净，红枣最好掰开、去核，这样能充分煎出药效，然后一起放入锅中，加入适量清水，大火煮沸后，用小火煎煮20分钟，滤渣取汁即可。

功效：有效缓解抑郁、心中烦乱、情绪不稳定、睡眠不安等更年期症状。

桑葚膏

原料：桑葚子若干，蜂蜜适量。

做法：将桑葚子洗净，放入砂锅中，加水煎煮，去渣；再用慢火熬成膏，加入蜂蜜调匀，每次服用2匙，温水调服。

功效：此方具有补肝肾、滋阴安神的功效，适宜肝肾阴虚的更年期女性食用，可有效缓解失眠、多梦等症状。

红枣黑木耳汤

原料：红枣8枚，水发黑木耳50g，冰糖适量。

做法：红枣、黑木耳分别洗净，放入大碗中，加适量水、冰糖，上锅蒸1小时即可。

功效：补血养血，延缓衰老。

高血压是最常见的慢性病，也是心脑血管病最主要的危险因素。通常，成人收缩压大于或等于140毫米汞柱，舒张压大于或等于90毫米汞柱，即为高血压。

高血压的症状及诱因

高血压的临床表现可分为缓进型和急进型两种：

◎缓进型：又称良性高血压，大多数患者属于此型。主要表现为：起病隐匿，早期可能无症状或症状不明显，病情发展缓慢，常在体检时发现；血压持续高水平可有头痛、头晕、注意力不集中、记忆力减退、肢体麻木、夜尿增多、心悸、胸闷、乏力等症状，且多数症状会受紧张、劳累等因素的影响；长期高血压可引起肾脏、心脏及眼底的病变。

◎急进型：指血压突然升高到一定程度，出现剧烈头痛、呕吐、心悸、眩晕等症状，严重时会发生神志不清、抽搐，并引发严重的心、脑、肾等并发症，如中风、心梗、肾衰竭等。

高血压病的发生与饮食有密切的关系，膳食结构不合理，摄入过多的钠盐和脂肪，低钾饮食，大量饮酒等，都是引发高血压的重要因素。因此，高血压患者除了要遵医嘱按时服药外，还需特别注意营养与合理膳食。

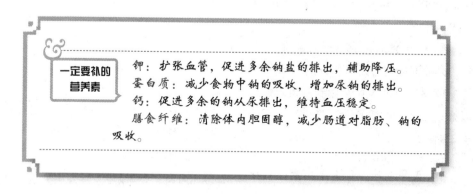

一定要补的营养素

钾：扩张血管，促进多余钠盐的排出，辅助降压。

蛋白质：减少食物中钠的吸收，增加尿钠的排出。

钙：促进多余的钠从尿排出，维持血压稳定。

膳食纤维：清除体内胆固醇，减少肠道对脂肪、钠的吸收。

高血压患者的营养与饮食原则

◎饮食要清淡、少盐。已经确诊为高血压者，每日摄入的盐要少于3g。限盐的途径主要有：减少烹调用调料，如食盐、酱油、味精等；少食各种腌制品，如咸菜、咸鱼、咸肉、酱菜等；还要注意食物中的"隐性食盐"，如面包、挂面、罐头、快餐食品、方便食品和各种熟食品。

◎食物多样，以谷类为主。特别是富含膳食纤维的粗粮，可增加饱腹感，减少总热量的摄入及胆固醇、脂肪及钠的吸收。

◎常吃奶类和豆类，多吃瘦肉、鱼虾、蛋类、奶类，以补充优质蛋白质和矿物质，对降低血压和预防脑卒中有好处。

◎选择含钾、钙丰富的食物。蔬菜和水果是钾的最好来源，而奶和奶制品是钙的主要来源，对降低血压亦有好处。

◎限制高脂肪食物的摄入量。摄入过多饱和脂肪酸会引起血脂、血压升高和动脉硬化，因此，高血压患者应适当减少猪肉、牛羊肉等含脂肪高的肉类，多吃些鱼、虾、鸡、兔等含脂肪少的肉类；不吃动物油、肥肉；食用油每天控制在20~25g。

◎戒酒，限制饮酒量。饮酒会增加患高血压卒中等危险，故高血压患者应戒酒。如果不得已要饮酒，一定要限量。

🍴 高血压患者的最佳食材

◎粗杂粮：燕麦、绿豆、荞麦、黄豆等。

◎富含优质蛋白质的食物：瘦肉、鸡肉、鱼、虾、牛奶、豆腐等。

◎钾含量高的蔬果：芦笋、甘蓝、芹菜、菠菜、小白菜、番茄、香蕉、哈密瓜等。

◎钙含量高的食物：牛奶、酸奶、奶酪、虾皮、海带、豆制品、芝麻等。

🍴 简单易做营养方

芹菜炒香干

原料：新鲜芹菜200g，香干2块，盐、酱油少许。

做法：芹菜洗净，切段；香干洗净，切条；油锅爆香，放入香干翻炒，再放入芹菜段、少许酱油，翻炒至芹菜熟，加少许盐调味即可。

功效：此菜富含优质蛋白质、膳食纤维及钾、钙等微量元素，可减少脂肪和胆固醇沉积，促进钠盐排出，起到稳定及降低血压的作用。

黄豆海带汤

原料：黄豆200g，水发海带30g，芹菜60g，盐、鸡精、香油各适量。

做法：黄豆洗净，浸泡2小时；海带洗净、切丝；芹菜择洗干净，切段，与黄豆、海带共同煮汤，熟后放入盐、鸡精调味，淋上香油即可。

功效：此汤富含蛋白质、膳食纤维、甘露醇等营养成分，具有清热利水、祛脂降压的作用。适用于各种类型的高血压患者。

高脂血症

血脂主要指血清中的胆固醇和甘油三酯，所以高脂血症就是指血胆固醇和/或甘油三酯升高。高脂血症是人类脂肪代谢异常的表现，可直接引起一些严重危害人体健康的疾病，如动脉粥样硬化、冠心病、胰腺炎等。饮食结构可直接影响血脂水平的高低，所以，高脂血症患者一定要积极治疗，并进行相应的饮食调养。

高脂血症的症状及诱因

高脂血症主要表现为眩晕、胸闷，有时在肘关节、大腿、足后跟等部位有脂肪堆积的小包块，包块表面光滑，呈黄色。高脂血症主要分为三类：

◎高胆固醇血症：指总胆固醇升高，低密度脂蛋白胆固醇也升高，甘油三酯基本正常。

◎高甘油三酯血症：甘油三酯升高明显，胆固醇基本正常，常伴有高密度脂蛋白、胆固醇降低，与冠心病的发生关系密切。

◎混合型高脂血症：指血清总胆固醇和甘油三酯含量均明显升高，此类患者比单一胆固醇升高更危险。

诱发高脂血症的原因有三个：一是遗传基因决定，尤其是原发性的高脂血症；二是肥胖、糖尿病、甲状腺功能减低、肾病综合征以及使用特定药物等原因诱发的高脂血症；三是吸烟、饮酒、过多食用高糖高脂食物、摄入总能量过高等不合理的膳食结构，都可能导致胆固醇或甘油三酯升高。

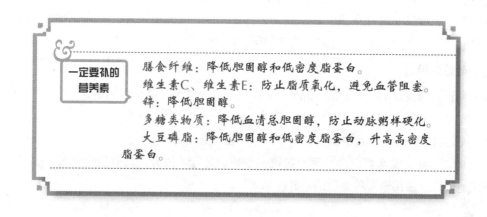

一定要补的营养素

膳食纤维：降低胆固醇和低密度脂蛋白。

维生素C、维生素E：防止脂质氧化，避免血管阻塞。

锌：降低胆固醇。

多糖类物质：降低血清总胆固醇，防止动脉粥样硬化。

大豆磷脂：降低胆固醇和低密度脂蛋白，升高高密度脂蛋白。

高脂血症患者的营养与饮食原则

◎食物多样，以谷薯类为主，尤其是燕麦、玉米、荞麦、红薯等粗粮，常吃可以降低血脂、保护心血管。

◎饮食清淡，多喝茶，戒烟酒。远离甜点、含糖饮料、腌制、熏制食物等高糖高盐食物，以免脂肪堆积。

◎多吃蔬菜、水果，保证每天摄入400～500g，以提供充足的维生素、矿物质和膳食纤维。

◎常吃低脂或脱脂奶、豆类或豆制品。它们可提供优质蛋白质、维生素、钙及大豆磷脂，有助于降低胆固醇。

◎控制总热量的摄入，选择低热量的饮食，并减少脂肪的摄入，尤其是肥肉、动物内脏、人造黄油、油煎炸食物、奶油点心等高脂肪食物要避免。可适当吃瘦肉、深海鱼、虾等，并采用蒸、煮、拌等少油的烹调方法，以减少脂肪的摄入。

高脂血症患者的最佳食材

◎粗杂粮：燕麦、玉米、绿豆、荞麦等。

◎菌类：香菇、黑木耳等。

◎新鲜蔬果：洋葱、大蒜、海带、苦瓜、芹菜、菜花、茄子、山楂、苹果、香蕉、猕猴桃等。

◎富含优质蛋白的食物：水产品、豆制品、脱脂奶类等。

◎干果类：松子、榛子、杏仁、葵花子、西瓜子、花生等。

简单易做营养方

荞麦香菇粥

原料：荞麦30g，大米、水发香菇各50g。

做法：香菇洗净，切丝；荞麦洗净，浸泡2小时，再与洗净的大米共同煮粥，大火煮沸后放入香菇丝，转小火熬煮至熟烂。

功效：可降低胆固醇、降血脂、预防动脉硬化。

山楂荷叶茶

原料：干山楂30g，干荷叶12g。

做法：将山楂、荷叶一起放入锅中，加水500mL，大火煮沸后，用小火煎煮20分钟，滤渣取汁即可饮用。

功效：此茶可抑制血液中的胆固醇和甘油三酯的增加，有降血脂的作用。

冠心病，全称冠状动脉粥样硬化性心脏病，是由于冠状动脉硬化使管腔狭窄或阻塞导致心肌缺血、缺氧而引起的心脏病。冠心病在中老年人群中很常见，危害性极大，一旦发作，出现心绞痛、心肌梗死，就会有致命的危险。所以，做好预防，坚持合理的饮食营养对预防冠心病是非常重要的。

冠心病的症状及诱因

根据冠状动脉病变部位、范围和程度的不同，冠心病可分为5型：

◎隐匿型：无临床症状，只有在冠心病发作时才能发现。

◎心绞痛：阵发性的胸骨后压榨样疼痛，可放射至心前区与左上肢，常发生于劳动或情绪激动时，持续数分钟，休息或用硝酸酯制剂后缓解。

◎心肌梗死：剧烈而持久的胸骨后疼痛、发热和进行性心电图变化，可发生心律失常、休克或心力衰竭。

◎缺血性心肌病：表现为心脏扩大、心力衰竭和(或)心律失常。

◎猝死：指突发心脏骤停而死亡。

冠心病的诱因较多，如家族遗传、高血压、血脂异常、超重或肥胖、高血糖或糖尿病、不合理膳食（高脂肪、高胆固醇、高热量等）、缺少体力活动、过量吸烟和饮酒，以及季节变化、情绪激动等。冠心病的发生发展是一个缓慢渐进的过程，患者从青少年起即开始有血管壁的脂肪条纹形成，至40岁左右病变的血管逐渐明显变窄，冠状动脉供血减少，并可能发生出血、溃疡、血栓等改变，病情逐渐加重。

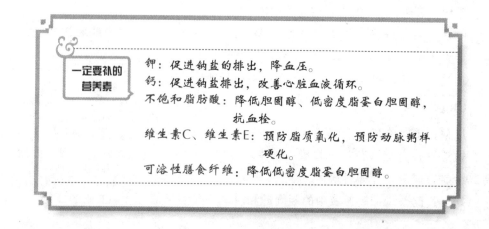

一定要补的营养素

钾：促进钠盐的排出，降血压。

钙：促进钠盐排出，改善心脏血液循环。

不饱和脂肪酸：降低胆固醇、低密度脂蛋白胆固醇，抗血栓。

维生素C、维生素E：预防脂质氧化，预防动脉粥样硬化。

可溶性膳食纤维：降低低密度脂蛋白胆固醇。

冠心病患者的营养与饮食原则

◎饮食要清淡，低盐、少油。每人每天摄入的钠盐总量不能超过6g，油质不能超过25g，同时要注意不能只吃一种油，要多种油换着吃。

◎主食要粗细搭配。多吃各类富含膳食纤维的杂粮，也可用马铃薯、山药、藕、红薯等根茎类食物代替部分主食。

◎摄入适量优质蛋白质。如脱脂牛奶、蛋白、鱼类（以清炖和清蒸为主）、大豆及豆制品等，可减少胆固醇的合成。

◎保证新鲜蔬菜和水果的摄入，以供给充足的维生素和矿物质。

◎限制脂肪和胆固醇的摄入量。动物油、肥肉、奶油、蛋黄、黄油等高脂肪、高胆固醇的食物要禁食，否则会造成肥胖，加重心脏负担。

◎限制蔗糖和果糖的摄入。远离点心、含糖饮料等高糖食物，以免引起血脂升高。

◎戒烟、酒。烟、酒对心血管的危害极大，可使冠心病发病率增加3~4倍。

冠心病患者的最佳食材

◎**谷薯类**：全麦、燕麦、荞麦、玉米、小米、红薯、山药、马铃薯等。

◎**菌类**：香菇、金针菇、黑木耳等。

◎**海产品**：鱼、海带、紫菜等。

◎**蔬菜水果**：绿叶蔬菜、胡萝卜、白萝卜、芦笋、西蓝花、洋葱、土豆、苹果、香蕉、猕猴桃等。

◎**坚果类**：核桃、杏仁、葵花子、西瓜子等。

◎**烹调油**：橄榄油、茶油、大豆油、亚麻籽油、调和油等。

简单易做营养方

玉米燕麦粥

原料：燕麦仁100g，玉米面150g。

做法：将燕麦仁去杂质洗净，放入锅中，加入适量清水煮至熟烂；玉米面先用冷水调成稀糊，然后缓缓倒入煮熟的燕麦仁粥内，边倒边用勺不停搅动，大火煮沸后转小火稍煮片刻即可。

功效：防止三高，预防冠心病。

木耳烧豆腐

原料：黑木耳15g，豆腐60g，葱花、蒜末各15g，盐、菜油各适量。

做法：豆腐切小块，焯水后备用；黑木耳泡后，洗净，撕成小朵；炒锅烧热，下菜油，烧至六成热时，放葱末、蒜末煸出香味，下豆腐，翻炒几分钟，再下黑木耳翻炒，最后加盐调味即可。

功效：对降低血脂、预防动脉硬化和冠心病有益。

冠心三和泥

原料：玉米500g，黄豆、芝麻各200g，白糖100g。

做法：玉米、黄豆、芝麻分别炒香、炒熟，打成粉末，与白糖搅匀，每次取50g，用沸水冲服，每天吃2次。

功效：养心神、降血脂。

糖尿病是一组由于胰岛素分泌和作用缺陷所导致的碳水化合物、脂肪、蛋白质等代谢紊乱、而以长期高血糖为主要表现的综合征。一般空腹血糖大于或等于7.0mmol/L，和/或餐后2小时血糖大于或等于11.1mmol/L即可确诊为糖尿病。饮食治疗是各种类型糖尿病治疗的基础，一部分轻型糖尿病患者通过饮食治疗就可控制病情。

糖尿病的症状及诱因

糖尿病主要分为两种类型。

◎1型糖尿病：是由于胰岛素绝对分泌不足所致，故也称胰岛素依赖型糖尿病，在我国糖尿病患者中约占5%。主要表现为：起病较急，多饮、多尿、多食、消瘦等"三多一少"症状明显，有遗传倾向，儿童发病较多，其他年龄也可发病。

◎2型糖尿病：是由于胰岛素相对缺乏所致，多发于中老年人，约占我国糖尿病患者的90%～95%。主要表现为起病缓慢、隐匿，疲乏无力，体态常肥胖，尤以腹型肥胖或超重多见，同时还会伴有多种并发症。

除遗传因素外，肥胖、膳食结构不合理（高脂肪、高蛋白、低碳水化合物）、运动少等都是其重要的诱因。

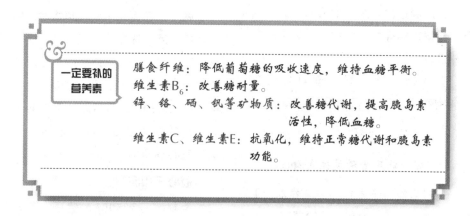

一定要补的营养素

膳食纤维：降低葡萄糖的吸收速度，维持血糖平衡。

维生素B_6：改善糖耐量。

锌、铬、硒、钒等矿物质：改善糖代谢，提高胰岛素活性，降低血糖。

维生素C、维生素E：抗氧化，维持正常糖代谢和胰岛素功能。

糖尿病患者的营养与饮食原则

◎合理节食，控制总热量的摄入。每人每天摄入的总能量为1200~1600kcal，早、中、晚餐能量按25%、40%、35%的比例分配。尽量做到定时、定量用餐，也可根据患者情况灵活加餐，注射胰岛素或易发生低血糖者，应在三餐之间加餐，但加餐量应从正餐的总量中扣除，做到加餐不加量；不用胰岛素治疗的患者也可采用少食多餐、分散进食的方法，以降低单次餐后血糖。

◎**饮食要清淡，少盐、限油**。盐每天的摄入量要控制在5g以下；宜选用植物油，每天摄入量不宜超过25g。

◎**食物要多样化**，谷薯类、禽蛋类、蔬菜类、水果类、鱼肉类(含豆制品)、乳类和油脂类等都要灵活选用，合理搭配，以保证各种营养素的摄入。

◎烹调方法上多采用蒸、煮、烧、烤、凉拌的方法，以减少用油量。

◎忌吃高脂肪、高胆固醇的食物，如动物油、肥肉、动物内脏、蛋黄、黄油等，这些食物易使血脂升高，易发生动脉粥样硬化。

◎忌吃各种高糖食物，如糖、蜜饯、饮料、糕点等，否则易出现高血糖。

◎戒酒。酒精能使血糖发生波动，空腹大量饮酒时，可发生严重的低血糖。

🍴 糖尿病患者的最佳食材

◎**粗杂粮**：莜麦、荞麦、燕麦、玉米、黑豆等。

◎**高蛋白食物**：豆类及豆制品、瘦肉、鱼虾、蛋白等。

◎**有降糖作用的蔬菜**：苦瓜、大蒜、芹菜、胡萝卜、豆芽、洋葱、香菇等。

◎**有降糖作用的水果**：山楂、柚子、香蕉、雪莲果等。

◎**富含硒的食物**：鱼、香菇、芝麻、大蒜、芥菜等。

◎**植物油**：如橄榄油、菜油、豆油、葵花子油、玉米油、芝麻油等。

🍴 简单易做营养方

凉拌苦瓜

原料：苦瓜100g，香油适量，食盐、味精各少许。

做法：将苦瓜切开去籽，切成3厘米长的长条，备用。将锅内放水烧开，放入苦瓜条，烫熟后，捞出过凉。将苦瓜、香油、食盐、味精拌匀即可。

功效：苦瓜中的苦瓜皂苷，有"植物胰岛素"之称，具有良好的降血糖作用，是糖尿病患者的理想食品。

凉拌三丝

原料：豆芽50g，胡萝卜、芹菜各30g，食盐、味精、香油少量。

做法：胡萝卜、芹菜分别洗净，切丝，与豆芽一起放入沸水中焯烫，捞出放凉，放入盐、味精、香油拌匀即可。

功效：此菜富含膳食纤维、维生素和多种降糖物质，对降低空腹血糖和餐后血糖有效，是适合糖尿病人群的低热量菜谱。

🦀 痛 风

　　痛风是指嘌呤代谢障碍产生过多的尿酸盐，在体内蓄积沉淀所致的代谢性疾病。饮食结构和生活习惯的改变，使痛风的发病率逐渐升高，且病程长，易复发，对机体的危害严重。

🍴 痛风的症状及诱因

　　痛风多见于中老年人，以男性居多，约占95%，女性患者大多出现在绝经期以后。主要的临床表现为：

　　◎**急性痛风性关节炎**：常于深夜骤然发作，最常侵犯的部位是第一跖趾，而后疼痛进行性加剧，受累关节及周围组织变得热、暗红、肿胀、刀割或咬噬样疼痛，疼痛高峰可持续24～48小时，病程持续时间可在数小时或数日不等。

　　◎**间歇期**：处于两次发作之间，间歇期越短，再次发作后的症状越严重。

　　◎**痛风石与慢性痛风性关节炎**：痛风石为皮下隆起的大小不一的黄白色赘生物，皮肤薄，破溃后排出白色粉状或糊状物，经久不愈，常发生在耳轮、第一大足趾、指、腕、膝、肘等部位。痛风石直接侵犯关节而使关节持续肿痛、压痛、畸形及功能障碍。严重痛风患者还会导致肾脏病变，如肾炎、肾结石、肾功能不全等。

　　引发痛风的原因除了遗传、某些疾病外，营养过剩、过多饮酒等也是重要的诱发因素。

🍴 痛风患者的营养与饮食原则

　　◎饮食宜清淡，适量摄入蛋白质（每日摄入量不超过1g/kg），选择低嘌呤、低脂肪（每日脂肪摄入总量控制在50g左右）、低盐（每人每天不超过3g）饮食。

　　◎饮食有度，绝不暴饮暴食，以免一次大量摄入嘌呤导致痛风急性发作。

　　◎适当多饮水，以白开水和淡茶为好，每天不少于2500mL，以增加尿酸的排泄。

　　◎痛风急性发作期可采用严格低嘌呤半流质膳食，全天嘌呤碱摄入量不能超过150mg，全天肉类食物不能超过100g，每天饮水3000mL；忌食一切肉类及高嘌呤食物，如各种动物内脏、海鱼、海鲜、浓肉汁、浓鸡汤、火锅汤、卤制品、菌菇类；同时要避免服用富含烟酸、维生素B_1、维生素B_{12}、维生素C的制剂和食物，以防止减少尿酸的排泄。

◎间歇期应给予平衡饮食，适当放宽嘌呤摄入的限制，以维持理想的体重。忌食高嘌呤食物。

◎限制脂肪的摄入量。忌食一切高脂肪、高胆固醇食物；烹调时以植物油为主，并采用蒸、煮、炖、汆等用油少的烹调方法，忌煎炸、油爆、熘等用油多的方法。

◎戒酒及一切刺激性食物，如咖啡、浓茶、酸奶、辣椒、芥末、胡椒、生姜等，这些食物都能诱使痛风急性发作。

痛风患者的最佳食材

◎**谷薯类**：精米、精面、红薯、马铃薯等。

◎**蔬菜类**：白菜、萝卜、胡萝卜、番茄、南瓜、芹菜等。

◎**水果类**：橙、橘、苹果、梨、桃、西瓜、哈密瓜、香蕉、葡萄。

◎**蛋奶类**：鸡蛋、鸭蛋、牛奶、奶粉、酸奶、奶酪。

◎**坚果类**：瓜子、杏仁、栗子、莲子、花生、核桃等。

◎**海产品**：海参、海蜇、海藻。

◎**蛋白质较高而脂肪较少的食物**：家畜瘦肉、禽类、河鱼类等。

◎**白开水**：保证每日尿量在2000~2500mL。

◎**维生素E和亚油酸较多的植物油**：菜油、花生油、橄榄油、茶油或芝麻油、玉米油、红花油等。

简单易做营养方

醋溜白菜

原料：白菜200g，蒜末、盐、糖、生抽、醋、淀粉、植物油各适量。

做法：将白菜洗净，用手撕成小块；盐、生抽、醋、糖、淀粉加少许水调匀；油锅烧热，放入蒜末爆香，放入白菜翻炒至软，倒入调料汁，翻炒均匀即可。

功效：白菜中所含蛋白质，接近人体所需要的蛋白质，而脂肪、嘌呤含量极低，矿物质和维生素含量丰富，是痛风患者的理想菜肴。

凉拌芹菜

原料：芹菜200g，花生30g，盐、白醋、香油各适量。

做法：芹菜摘洗干净，切段，焯水后过凉；花生洗净，煮熟，与芹菜一起装盘，放入盐、白醋、香油，拌匀即可。

功效：芹菜、花生都是低嘌呤食物，且富含蛋白质、膳食纤维、维生素和矿物质，对痛风有辅助食疗作用。

脑卒中，俗称脑中风，是因各种因素引起脑内动脉狭窄、闭塞或破裂，而造成急性脑血液循环障碍。度过危险期后，脑卒中患者大多留有肢体活动障碍、言语不利等后遗症，因此康复期锻炼和饮食营养治疗非常重要。

脑卒中的症状及诱因

脑卒中是高血压最常见的并发症，通常表现为发病突然，猝然昏倒，不省人事，伴有口角歪斜、语言不利，甚至肢体活动障碍等症状。按血管病变的性质分为两大类。

◎**缺血性脑卒中**：包括脑血栓形成和脑栓塞，占脑卒中病人总数的60%～70%。

◎**出血性脑卒中**：根据出血部位的不同又分为脑出血和蛛网膜下腔出血，占脑卒中病例的30%～40%。

脑卒中的危险因素很多，与年龄、遗传、膳食营养、生活方式、精神情绪等密切相关。病后6~12个月内是康复的最佳时机，半年以后由于已发生肌肉萎缩及关节挛缩，康复的困难较大。

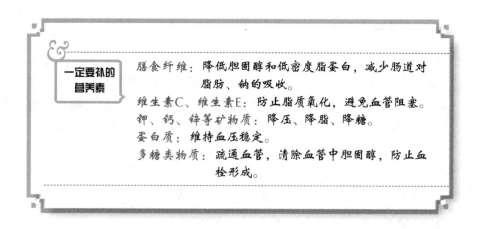

一定要补的营养素

膳食纤维：降低胆固醇和低密度脂蛋白，减少肠道对脂肪、钠的吸收。

维生素C、维生素E：防止脂质氧化，避免血管阻塞。

钾、钙、锌等矿物质：降压、降脂、降糖。

蛋白质：维持血压稳定。

多糖类物质：疏通血管，清除血管中胆固醇，防止血栓形成。

脑卒中患者的营养与饮食原则

◎脑卒中恢复期和后遗症期患者如果饮食、活动都可以自理，可按照高血压的饮食原则安排一日三餐，饮食宜清淡、多样，合理搭配，营养丰富，易消化；饮食要注意色、香、味，并采用蒸、煮、炖、氽、拌等烹调方法，进食有节制，避免过饱；多吃薯类及粗粮，不宜长期吃精制的食物；多选择优质蛋白质丰富的牛奶、鸡蛋、鱼和瘦肉等；多选择新鲜深色蔬果。

◎脑卒中后如果不能自主咀嚼、吞咽困难，要注意预防营养不良。食物选择基本同前面所讲，但在制作时要软、烂、细，必要时可做成泥状、糊状；吞咽困难者可将食物打成浆状，用鼻饲管定时定量推注；可食用酸奶、乳酸菌制剂，也可以食用大豆低聚糖、魔芋制品等，以保持大便通畅。

◎**坚持低盐饮食**。每日控制在3~5g，忌食咸鱼、腊肉、酱菜、方便面、快餐等高盐食物。

◎**坚持低脂、低胆固醇饮食**。忌食动物内脏、动物油、肥肉、奶油、黄油等高脂肪食物及蛋黄、鱼子、贝类等高胆固醇食物；忌食油条、油饼、炸鸡、薯条、薯片、炸鱼、煎鸡蛋等煎炸食品。

◎**坚持低糖饮食**。忌食各种糖、甜食、含糖饮料等高糖食物。

◎**忌辛辣**。酒、咖啡、浓茶、辣椒、芥末等辛辣刺激性食物均不宜食用。

◎**及时补充水分**。饮水过少可致血液浓缩和黏稠，易引起脑血栓形成。

🍴 脑卒中患者的最佳食材

◎富含膳食纤维的食物：标准粉、玉米、燕麦、小米、新鲜果蔬等。

◎富含蛋白质的食物：瘦肉、鱼类、禽类、牛奶、大豆及豆制品等。

◎富含钾的食物：菠菜、茼蒿、金枪鱼、海藻、豆类等。

◎富含维生素C的果蔬：山楂、猕猴桃、菜花、青椒、苦瓜等。

◎维生素E的食物：植物油、油脂类坚果等。

🍴 简单易做营养方

清蒸鲈鱼

原料：鲈鱼1条（约500g），盐、姜丝、葱段、花椒各适量。

做法：鲈鱼收拾干净，用葱段、姜丝、花椒、盐腌制15分钟，然后放入蒸锅，隔火蒸10分钟即可。

功效：鲈鱼富含不饱和脂肪酸、蛋白质等多种营养物质，常吃还可预防心脑血管疾病。

木耳银芽海米粥

原料：大米100g，水发木耳、绿豆、菠菜各50g，鸡蛋1个，海米10g，盐、鸡精、香油各少许。

做法：木耳洗净，切碎；绿豆芽、菠菜分别洗净，切碎；海米洗净，泡软；大米洗净煮成稀粥，将熟时放入木耳、绿豆芽、菠菜、海米，打入鸡蛋，搅匀后继续煮至熟，最后加盐、鸡精、香油调味即可。

功效：此粥富含膳食纤维、蛋白质及多种维生素和矿物质，能清除血管壁中胆固醇和脂肪的堆积，防止心脑血管病变。

癌 症

癌症，泛指所有恶性肿瘤，是人类健康的大敌，也是致人死亡的第一杀手。但我们不必谈癌色变，健康的生活方式和饮食营养可有效防癌。对于已经确诊的癌症患者来说，肿瘤及其各种治疗均可导致营养不良，而营养不良对患者的治疗和康复极为不利，因此，肿瘤患者必须重视饮食营养。

癌症的症状及诱因

恶性肿瘤早期多无明显症状，等到出现特征性症状时，肿瘤常已经属于晚期。虽然恶性肿瘤的临床表现不尽相同，但也有一些共同特征。

◎癌症的局部表现：肿块、疼痛、溃疡、出血、梗阻、视力障碍、面瘫、腹水等都是癌症的常见症状。

◎全身症状：体重减轻、食欲不振、恶病质、大量出汗（夜间盗汗）、贫血、乏力等恶性肿瘤患者常见的非特异性全身症状。

引发癌症的原因较多，如病毒或细菌感染、电离辐射、遗传、先天性或后天性免疫缺陷、吸烟、饮酒、食品添加剂和化学致癌物、膳食营养、内分泌、医疗措施（激素）、职业、环境污染和工业产品等，其中膳食营养的原因占35%，吸烟占30%，饮酒占3%。食物中的污染物和添加剂，高温烹制食物，长期摄入过量能量、脂肪、盐、糖，某些营养素摄入不足等都与某些癌症有关。

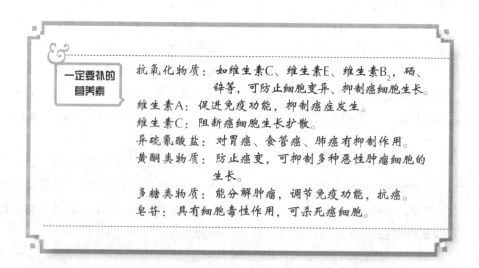

一定要补的营养素

抗氧化物质：如维生素C、维生素E、维生素B₂、硒、锌等，可防止细胞变异、抑制癌细胞生长。

维生素A：促进免疫功能，抑制癌症发生。

维生素C：阻断癌细胞生长扩散。

异硫氰酸盐：对胃癌、食管癌、肺癌有抑制作用。

黄酮类物质：防止癌变，可抑制多种恶性肿瘤细胞的生长。

多糖类物质：能分解肿瘤，调节免疫功能，抗癌。

皂苷：具有细胞毒性作用，可杀死癌细胞。

🍴 癌症患者的营养与饮食原则

◎保持食物多样性，以富含淀粉和蛋白质的植物性食物为主，少吃红肉。

◎适量增加抗氧化食物的摄入，如新鲜蔬菜水果、适量的坚果、各种菌类等。

◎饮食宜清淡少盐，限制总脂肪和油类，忌食各种高脂肪、高胆固醇食物，每日摄入植物油不超过25g，盐的摄入量每天不超过6g。

◎烹调方法以蒸、煮、炖、汆为主，避免熏、烤、炸等高温制作。

◎适当忌口，如羊肉、狗肉、无鳞鱼、韭菜、香椿、春笋等发物不宜吃。

◎戒烟酒。

🍴 癌症患者的最佳食材

◎富含抗氧化物的食物：绿叶蔬菜、深色水果、瘦肉、海产品、坚果等。

◎富含维生素A的食物：动物肝脏、蛋黄、奶类、鱼肝油，西蓝花、胡萝卜、菠菜、油菜等深色蔬菜，芒果、柑橘、枇杷等橙黄色水果。

◎富含维生素C的食物：绿色蔬菜、柑橘类水果及猕猴桃、草莓、柠檬、苹果、山楂等。

◎富含异硫氰酸盐的食物：大蒜、萝卜、菜花、西蓝花、芥蓝、圆白菜等。

◎富含黄酮类物质的食物：大豆、石榴、茶叶、蜂蜜、芦笋、葡萄、柚子皮等。

◎富含多糖类物质的食物：香菇、海带、苦瓜、螺旋藻、枸杞等。

◎富含皂苷的食物：大豆、百合、人参等。

◎富含磷脂的食物：动物脑、肝、肾，蛋黄、瘦肉、大豆、葵花子、亚麻籽、芝麻等。

🍴 简单易做营养方

海带肉末粥

原料：水发海带、大米各30g，瘦肉末20g，盐、香油、姜末、味精各少许。

做法：海带洗净，切碎，与肉末、姜末拌匀；大米洗净后煮粥，将熟时加入肉末和海带，搅匀后继续煮5分钟，最后加盐、味精、香油调味即可。

功效：海带中的海藻多糖有较强的抗肿瘤作用，还含有丰富的优质有机碘；瘦肉、大米中都富含蛋白质、维生素和矿物质，是适宜癌症患者的理想食谱。

鲜榨橘子汁

原料：新鲜橘子5个。

做法：将橘子去皮，放入榨汁机中榨橙汁即可。

功效：橘子富含维生素C，能提高机体的免疫力，起到防癌抗癌作用。

参考文献

[1]中国营养学会.中国居民膳食营养素参考摄入量速查手册（2013版）[M].北京：中国标准出版社，2014.

[2]马冠生.健康大百科·膳食营养篇[M].北京：人民卫生出版社，2014.

[3]葛可佑.中国营养师培训教材[M].北京：人民卫生出版社，2005.

[4]中国疾病预防控制中心营养与食品安全所.中国食物成分表（2004）[M].北京：北京大学医学出版社，2005.

[5]中国营养学会.中国居民膳食指南[M].拉萨：西藏人民出版社，2008.

[6]孙长颢.营养与食品卫生学[M].北京：人民卫生出版社，2012.

[7]路新国.中医饮食保健学[M].北京：中国纺织出版社，2008.